優渥叢書

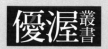

優渥叢書

**眼科聖手
解說50種**

眼球生病

恢復法

適用0到100歲，給全家人眼疾問題的照護指南！

呂大文醫師——著

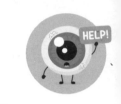

Part 1

不要虐待你的眼！
5案例看「眼知識」不足的後果

Part 2

認識眼睛，照亮生命的靈魂之窗

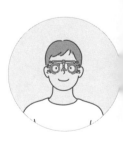

Part 3

從小打敗惡視力！
學童和青少年常見的眼睛問題

Part 4

別讓眼睛過勞死！
上班族好發的眼疾見招拆招

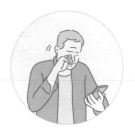

Part 5

爺奶這樣顧目睭！
長輩的眼部疾病和治療照護

Part 6

學會護眼，醫師教你遠離視力的傷害

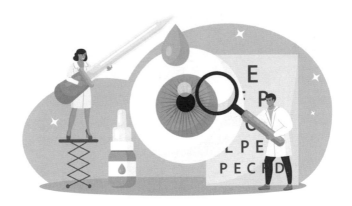

前言
認識眼科疾病，適時找專家判定眼睛問題

　　在我就讀小學時，因為父親在廣播電台的工作，全家人從台北搬到雲林縣虎尾鎮。當時台灣仍處於醫師缺乏的年代，某次颱風過後，我從電台記者拍攝的照片中，看到許多人因風災喪失了生命。難過之餘，我立下志願：希望長大後，成為一個有能力幫助別人的醫師。

　　在過去30多年的行醫生涯中，因適逢生物科技迅速起飛、醫療技術蓬勃發展，我身為眼科醫師，有機會讓更多人重視眼睛問題，使一些眼疾得到治療並得以改善。因此一路走來，我覺得自己的工作充滿挑戰，也很有意義。

　　在診治病患的同時，除了協助患者及家屬緩解、改善因眼疾帶來的生活不便之外，我常常也希望傳達眼科相關知識，來增進大眾對疾病的認識。雖然有時覺得看門診、做手術又累又辛苦，但這個願望成為支持我、激勵我的最大助力，更令我深信，眼科醫師這份職業既能幫助他人，又能成全自己的初衷。

　　眼科疾病對普羅大眾而言，仍有許多未認識、被忽略

的盲點，無法在診間用短時間說明清楚，倘若有一本協助解說的書，除了能替病患解惑，也可以隨時溫故知新，讓病患進一步了解自己的眼睛狀況。這個想法正是促成我寫作本書的動機。

為了讓大家在百忙之中，能有效學習正確、有用的資訊，我盡量用通俗易懂的文字寫下眼科相關知識。書中匯集了30多年來我在門診看到的案例、患者常問的問題，並將其重新整理，去蕪存菁，再以比較溫和、親切的方式呈現出來。內容來源雖然複雜，但是我盡力簡化，希望大家都能理解吸收，以達到普及大眾的初心。

不過我也強調，本書的目的僅在傳達眼科知識，並非診斷！診斷工作看似容易，其實相當繁瑣。從書中你可以盡情吸收豐富的保健及眼科疾病知識，但在關鍵時刻，由眼科醫師為你做檢驗和診斷還是相當重要。眼睛出問題時，最保險的方法是找專家判定，切勿道聽塗說。

最後，每一本書的背後除了作者以外，還須仰賴許多人的心血及付出，才得以出版。這本書能夠呈現於大眾面前，不但有出版社的傾力投入，編輯、校對、排版、美術設計、行銷、印刷等都花費很多精神，由衷地感謝他們。

12個用眼習慣檢測，你能及格嗎？

	用眼習慣	是	否
1	單日看手機、平板、電腦的累積時數超過8小時		
2	經常連續滑手機或看螢幕，超過40分鐘未休息		
3	每週熬夜2天以上，平時會用3C產品或打電動遊戲		
4	每天用手機看影片超過10次，或累計超過40分鐘		
5	過去2年都沒有做過視力檢查，未曾量過眼壓		
6	眼睛酸、乾、腫的時候，認為只要休息或睡覺就會好起來		
7	視力模糊或看不清楚時，先想到重配一副近視或老花眼鏡		
8	習慣在藥妝店購買眼藥水，來舒緩眼睛乾澀疲勞		
9	起床後和睡前的第一件事，都是滑手機，連上廁所也帶著手機		
10	經常在被窩裡或太陽下低頭滑手機		
11	經常在搭乘交通工具或是走路時看手機		
12	即使在大太陽下到戶外活動，也沒有習慣帶太陽眼鏡或帽子		

得分表 計算勾選「是」的數量有多少，對照以下說明。

1～3個 綠燈

眼睛不怎麼累，日常中只要稍微讓眼睛多休息，就能維持眼睛無負擔的狀態。

4～8個 黃燈

眼睛有點疲憊，別讓你的用眼習慣再墮落了，趕快多加休養，以免症狀惡化。

9～12個 紅燈

你的眼睛太操了，雙眼已經相當疲勞，建議及早到眼科就醫，接受詳細檢查。

Part

①

不要虐待你的眼！
5案例看「眼知識」
不足的後果

眼睛的保養要從平時做起，好好對待雙眼才能用到老。但是，日常生活中有一些似是而非、以訛傳訛的說法，不但無法達到護眼或緩解不適的效果，還可能導致難以挽回的眼睛損傷。

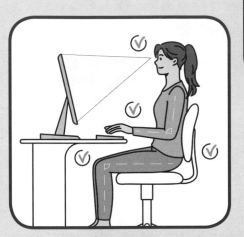

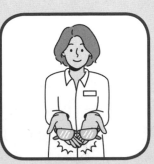

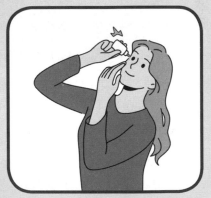

小孩子太早戴眼鏡，近視會越來越深

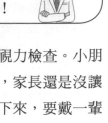

錯，越早得到近視，度數增加越快，若未及時矯正，以後的視力會更差！

一名國小學童被學校轉介過來，要做視力檢查。小朋友近視造成視力模糊的程度已經影響上課，家長還是沒讓他矯正屈光，原因是「怕眼鏡戴了就拿不下來，要戴一輩子。」家長不知道的是，當孩子看不清楚，為了得到更好的視力，眼睛會更用力工作，造成睫狀肌過度緊繃，反而加快近視惡化的速度，得到反效果。

當心惡化成高度近視

近視大多是由於眼球的前後徑拉長，即「眼軸變長」，造成進入眼內的光線不能剛好落在視網膜上，所以看到的影像模糊不清。這是一般人最常見的眼疾，很多人都覺得沒什麼大不了，以為只要配戴眼鏡或做近視雷射手術就能解決。事實上，問題並沒有這麼單純。

患者若形成500度以上，甚至是1,000度以上的高度近視，就容易因為眼軸過度拉長、視網膜延伸變薄且血流供應不足，而成為視網膜剝離、黃斑部病變、飛蚊症、白內障、青光眼，甚至失明等嚴重眼疾的高危險族群。

想要防止近視惡化演變成高度近視，最重要且有效的方法就是，一旦發現孩子有近視，便趕快就醫進行矯正。遺憾的是，截至今日還有許多家長對近視抱有錯誤觀念，使得孩子的近視度數越來越深。

在年齡越小的時候發生近視，由於眼部還未發育完全，若沒有適時矯正屈光，就更可能演變成高度近視。一般而言，小學一年級到四年級時，近視度數會以每年100度以上的速度加重；五年級以上，每年會以75～100度的速度加重。如果三年級近視度數就超過300度、小學畢業就超過500度，長大後很有可能會達到1,000度。

眼睛
小百科

3～18歲兒童及青少年近視情況

國民健康署2017年執行的「兒童青少年視力監測調查」結果顯示，國小學童的近視盛行率增加最快，到了國中繼續上升，最高為國三生的89.3%。

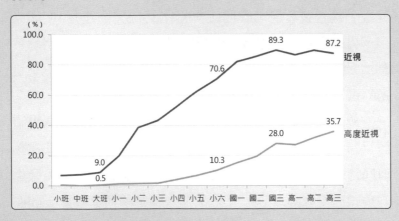

當家長發現，孩子看遠方時經常瞇著眼睛、看電視時要坐很近才看得清楚，或是孩子的夜間視力變差，就可能是近視了，要趕快帶到眼科門診做檢查。

檢查結果若是假性近視，要積極治療；如果發現視力不足0.6、近視度數達200度以上，就應配戴眼鏡，以免度數加深。至於近視雷射手術，必須等到20歲成年、眼球發育完成且度數較穩定後，才可以進行。

案例 2 過敏來襲眼睛癢，隨手揉一揉沒關係

錯，一旦養成揉眼睛的習慣，時間一久就危險了！

一名20歲左右的男大生走進診間，因為視力變差前來就醫，檢查後發現角膜已經變形，且散光高達750度。原來，男大生有過敏體質，常常眼睛癢，因此從國中開始就有揉眼睛的習慣，久而久之將角膜揉到變形，才留下不可逆的傷害。

角膜位於眼球最外層，功能類似相機的鏡頭，為眼睛提供70%的屈光力，讓光線經過折射後，可以正確落在類似底片的視網膜上。正常角膜的形狀是橢圓形，但男大生的角膜已變成圓錐形，使光線進入眼睛的角度改變，因而

眼睛
小百科

變形的角膜

揉眼睛絕非小事,若造成嚴重的角膜變形,最終只能靠角膜移植手術挽
救視力。

正常角膜

橢圓形

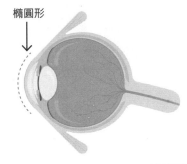

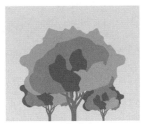

視線清晰

圓錐角膜

角膜向外突出
呈圓錐形

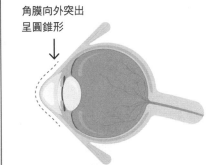

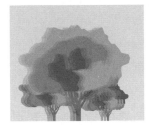

視線模糊或扭曲

導致散光。

角膜變形是不可恢復的傷害，只能勸男大生改掉揉眼睛的習慣，並定期回診追蹤。

過敏性結膜炎的安全解方

過敏性結膜炎好發於季節轉換之際，令患者眼睛又紅又癢，十分難受。症狀發作時，許多人都會隨手揉眼睛止癢，其實是非常危險的做法。

花粉、塵蟎、空氣污染、長期配戴隱形眼鏡、過敏性疾病（如：過敏性鼻炎、異位性皮膚炎、氣喘等），都有可能引發過敏性結膜炎。

建議有過敏體質者，到戶外活動時可以戴口罩或護目鏡，盡量減少過敏原的刺激。平時要避免待在空氣汙染的場所，家中要定期清潔寢具、少用地毯及擺放絨毛布偶等，以免滋生塵蟎。

當眼睛出現紅、癢等過敏症狀時，千萬不要隨便揉眼睛，尤其是角膜還在發育的孩童，以免影響角膜弧度，造成視力傷害。

如果覺得搔癢難耐，可以閉上眼讓淚水殺死細菌，或是用毛巾包冰塊，敷眼3～5分鐘，讓冰涼感降低想揉眼睛的衝動。若症狀沒有改善，甚至眼白出現血絲，代表眼睛可能已經發炎或受到感染，應該就醫檢查。

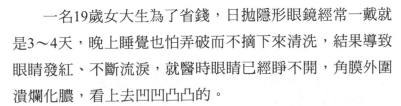

案例3｜為了省錢，日拋隱形眼鏡可以多戴幾天

不建議，若不得已，至少要每天摘下來搓洗。

一名19歲女大生為了省錢，日拋隱形眼鏡經常一戴就是3～4天，晚上睡覺也怕弄破而不摘下來清洗，結果導致眼睛發紅、不斷流淚，就醫時眼睛已經睜不開，角膜外圍潰爛化膿，看上去凹凹凸凸的。

點麻藥後取出戴了4天的隱形眼鏡，發現鏡片外圍有缺角，鏡片上也有灰灰的髒東西。女大生原本矯正後的視力是1.0，就醫時視力大降，即使治療了1週，矯正後的視力也只恢復到0.7。

4個動作延長隱形眼鏡壽命

「日拋」隱形眼鏡，顧名思義就是要每天拋棄，若真的沒辦法丟掉換新，至少要每天用藥水搓洗，並注意以下4個清潔護理的重點。

勿用自來水沖洗：很多人為了節省藥水，就用自來水沖洗，但是自來水中的細菌附著到鏡片上，可能引發角膜感染潰爛，造成不可逆的角膜損傷。

用指腹搓揉鏡片：有些隱形眼鏡藥水宣稱免搓洗，但

沒有經過指腹搓洗，吸附在鏡片上的髒汙其實很難去除。清潔鏡片時，應先清洗雙手，將鏡片放置於手心，以指腹搭配藥水搓洗鏡片的正、反面各5秒鐘，最後放入保存盒中浸泡。

浸泡於專用保養液：生理食鹽水沒有殺菌作用，不能

清潔隱形眼鏡的正確方式

隱形眼鏡一定要每天清洗乾淨，因為鏡片接觸到眼睛與外界空氣後，會累積髒污、油脂、蛋白質沉積物等，這些殘留物可能會降低眼睛的氧氣供應，使眼睛乾澀，或直接引起眼部感染。

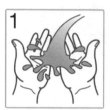

用肥皂清洗雙手

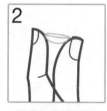

以指腹取出隱形眼鏡鏡片

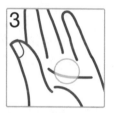

將鏡片放置於手心，滴上2～3滴保養藥水

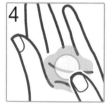

由中心向邊緣搓洗鏡片，正反面各5秒

在乾淨的保存盒中注入新的保養液

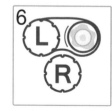

將鏡片浸泡在保存盒中，至少6小時

用來保存鏡片。此外，保存盒內若有未使用完的保養液，要先倒掉再裝入新的藥水。

保存盒要勤更換：很多人將保存盒用到長出黑黑的小斑點，還捨不得丟掉。建議在每次換新藥水時，都一併更換保存盒，或至少每1～2天用沸水燙一下保存盒，避免孳生細菌。

 醫師小叮嚀

隱形眼鏡可以戴多久呢？最好是每天少於8小時，最多不超過12小時。角膜變色片有添加染劑，透氧性不如一般隱形眼鏡，所以每天最多不超過6小時，而且不建議天天使用。

案例 **4** 太陽眼鏡的顏色越深，防曬效果越好

錯，深色反而更傷眼，甚至可能造成白內障！

一名男大生因為眼睛酸澀，而且看東西暗暗的，於是到醫院求診。檢查後發現他的水晶體混濁，已經罹患早發性白內障。他覺得很疑惑，為什麼自己還年輕，卻會得到

白內障呢？

　　醫師細問之後，得知男大生熱愛海釣，雖然每次都有戴太陽眼鏡防曬，卻選用深藍色的鏡片，導致陽光中能量最強的藍光大量進入眼底。時間一久，水晶體好像被加熱煮熟了一樣，才造成白內障問題。

選購太陽眼鏡的重點

　　太陽眼鏡不只能為造型加分，更是避免眼睛曬傷的重要工具。但是你知道嗎？鏡片一旦挑錯，反而會提高白內障、黃斑部病變等眼疾的發生率。

　　很多人誤以為，太陽眼鏡的鏡片越黑，防曬效果就越

眼睛
小百科

紫外線對眼睛的傷害

肉眼可見的光線稱為「可見光」，波長為400～760奈米。不可見的紫外線波長介於100～400奈米，依波長可分為：長波紫外線（UVA）、中波紫外線（UVB）及短波紫外線（UVC）。

UVA：在到達地表的紫外線中占90%，能穿透眼角膜，直接照射水晶體和視網膜，造成白內障及黃斑部病變。

UVB：在到達地表的紫外線中占10%，無法穿透眼角膜，但會導致眼翳或光照性眼炎。

UVC：大多被高空臭氧層吸收，不會造成影響。

好。事實上，鏡片顏色只會讓光線減弱，真正的防曬效果來自抗UV功能。若沒有抗UV功能，當鏡片顏色越深，光線被擋住得越多，瞳孔為了看清楚就會放得更大，於是讓過多紫外線進入眼中，更容易傷眼。

市面上有許多便宜的染色太陽眼鏡，不一定有抗UV功能，假如小孩子接受假性近視治療，點散瞳劑後眼睛會畏光，家長卻讓孩子用路邊隨便買的染色太陽眼鏡，結果不但無法保護眼睛，反而帶來更大的傷害。

為避免類似情況，消費者選購太陽眼鏡時，應檢查是否有CNS標檢局認證的合格標章，最好標註「UV 400」才能有效阻絕紫外線（包括UVA、UVB、UVC）。

鏡片顏色方面，灰色、墨綠色可以均勻吸收各種顏色

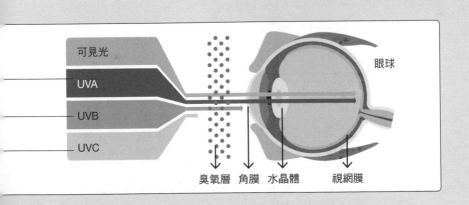

波長，最不會改變物體的原色。茶色、黃棕色因為是藍色的對比色，濾藍光效果最好。相反地，藍色會吸引有害的藍光，最不建議使用。

案例 5｜把眼睛乾澀當作乾眼症，狂點人工淚液

許多人不知道，眼輪匝肌亢進症經常被錯當成乾眼症。

50多歲的王女士是資深上班族，她抱怨工作一整天之後，不是眼睛疲憊不堪，就是覺得眼睛張不開，因此懷疑自己有乾眼症的問題。她自行點了人工淚液，卻沒有得到改善。

醫師檢查後並沒有看到乾眼現象，但發現她的眨眼次數過多，而且皺眉肌、魚尾紋明顯，原來是「眼輪匝肌亢進症」的受害者。

眼輪匝肌亢進症的4大症狀

眼輪匝肌位於眼眶周圍一整圈，是負責控制眼睛閉合的主要肌肉。正常情況下，眼睛可以隨心所欲地開合，但是當控制眼輪匝肌的神經出了問題，就會讓眼睛不自主地

眨動，稱為「眼輪匝肌亢進症」。

　　一般來說，此症好發於中老年人，又以更年期女性的比例最高，不過近年來3C產品盛行，年輕患者增加了二～三成，因為長時間看近、低頭滑手機的習慣，讓眼周肌肉一直處於用力狀態，增加了眼輪匝肌亢進的風險。

　　目前為止，我們仍不清楚眼輪匝肌的神經為何會出問題，不過通常是由特定的刺激引發症狀，例如：疲勞、亮光、看電視、開車，以及情緒緊張等。可能呈現的症狀有以下4種：

● 眼睛乾澀。
● 不自主地頻繁眨眼，眼睛張不開。
● 眉頭深鎖，眉間水平皺紋加深，容貌顯老態。
● 因為須用力撐開眼周肌肉，而引發頭痛問題。

　　值得注意的是，眨眼愈頻繁，愈容易將分泌出來的淚水擠掉，讓許多患者以為自己罹患乾眼症。因此，感覺眼睛乾澀、眼眶緊繃時，最好還是就醫檢查，讓醫師診斷確切的乾眼原因。

　　眼輪匝肌亢進症確診之後，主要治療方式是在眼肌周圍施打肉毒桿菌。大部分患者於施打後2～3天會明顯感到眼周放鬆，皺紋也會淡化，其效力可以持續4～6個月，也有人從此再也沒有發作。

Part

2

認識眼睛，照亮生命的靈魂之窗

有句話說「眼睛好比身體的燈」，意思是，當眼睛健康明亮，人就生活在光明中；當眼睛病變、失去視力，人就生活在黑暗中。眼睛的重要性不言而喻，若你認識它的構造與機能，就更知道如何珍惜它、保護它。

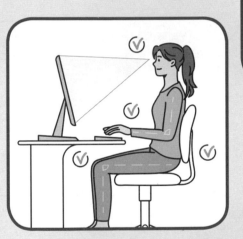

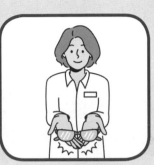

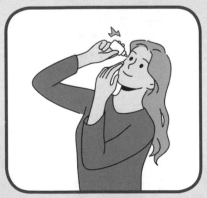

眼睛
小百科

眼睛的解剖構造與功能

脈絡膜：
位於眼球壁中間層，主要由色素和血管構成，能為眼球供應養分並運送廢物。和虹膜、睫狀體三者合稱「葡萄膜」。

鞏膜：
俗稱白眼球，位於眼球壁最外層，可以保護內部構造，並維持眼球形狀。

虹膜：
俗稱黑眼球，中心有一個圓形開口，也就是瞳孔。

瞳孔

角膜：
位於黑眼球的前方，正常是透明無色。

房水：
位於水晶體前方，虹膜和角膜之間的「前房」，能為角膜供給營養，並維持眼壓。

睫狀體：
構造包括睫狀肌和懸韌帶，可以調節水晶體的形狀與厚度，來取得適當的焦距。

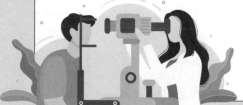

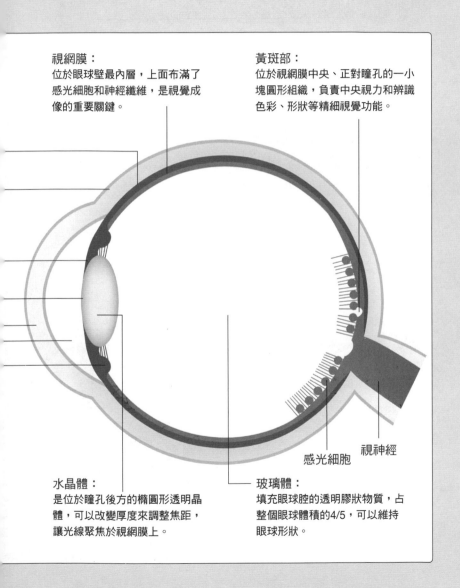

視網膜：
位於眼球壁最內層，上面布滿了
感光細胞和神經纖維，是視覺成
像的重要關鍵。

黃斑部：
位於視網膜中央、正對瞳孔的一小
塊圓形組織，負責中央視力和辨識
色彩、形狀等精細視覺功能。

感光細胞

視神經

水晶體：
是位於瞳孔後方的橢圓形透明晶
體，可以改變厚度來調整焦距，
讓光線聚焦於視網膜上。

玻璃體：
填充眼球腔的透明膠狀物質，占
整個眼球體積的4/5，可以維持
眼球形狀。

Q1 眼睛是如何看見？又是如何看不見？

如果用照相機比喻眼睛，眼皮就是鏡頭蓋，角膜就是鏡頭。當光線從角膜進入眼睛，虹膜與瞳孔就像照相機的光圈，能控制進入眼睛的光線多寡。遇到強光時，瞳孔會變小；光線變暗時，瞳孔會放大。接著，光線穿過像是對焦裝置的水晶體，再穿過像是暗箱的玻璃體，最後準確落在彷彿底片的視網膜上。

視網膜是位於眼球底部內壁的一片組織，由感光細胞構成，感光細胞就像照相機的感光元件，其細胞膜上有稱

眼睛
小百科

眼睛的對焦功能

眼睛的睫狀肌連結懸韌帶，懸韌帶連結水晶體，三者互相配合改變眼睛的對焦。眼睛看遠時，睫狀肌會放鬆，牽動懸韌帶將水晶體拉扁。看近時，睫狀肌會收縮，讓懸韌帶放鬆，水晶體就會變厚，折射能力變強。

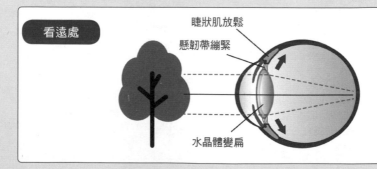

看遠處
睫狀肌放鬆
懸韌帶繃緊
水晶體變扁

為「視紫質」的感光蛋白質，能接受光線並轉化為電波，經由視神經傳送至大腦，最後造就我們「看見」的能力。

　　每一次接受光線，視紫質就會分解，完成電波傳送後再次合成，屢次的分解與合成，讓我們每天能持續「看見」。當我們因為長時間閱讀、看電視、滑手機，感覺眼睛酸澀或視覺模糊時，就表示已經用眼過度，造成視紫質合成的時間變慢。

　　除了視紫質之外，要讓眼睛發揮「看見」的作用，還需要許多重要配套機制，像是角膜與水晶體在眼睛接受光線時，也必須配合發揮相應的功能。只要某個環節出問題，都會影響眼睛的視力，且情況一旦惡化，就可能導致我們「看不見」。

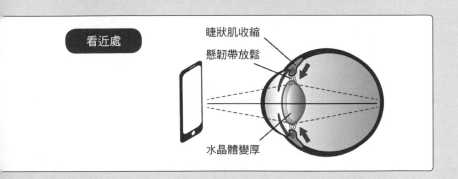

看近處

睫狀肌收縮

懸韌帶放鬆

水晶體變厚

Q2 視力？度數？傻傻分不清楚？

　　當遠方的光線平行進入眼睛，會在角膜發生第一次折射，再透過水晶體進行第二次折射，使光線偏折後聚集成一個「焦點」。如果是眼軸長度正常的健康眼睛，這個焦點會剛好座落於視網膜上，形成清楚的影像。

　　然而，如果是眼軸過短或過長，例如遠視或近視的眼睛，光線曲折後的焦點就無法準確落在視網膜上，於是影像變得模糊不清，我們將這種情況稱為「屈光不正」。

　　以近視為例，通常眼軸變長1毫米，近視度數就會加深300度。此時要透過合適度數的透鏡來矯正視力，近視時會用凹透鏡，遠視時會用凸透鏡，而所謂的「度數」就代表眼鏡鏡片的屈光度。

　　「視力」則是代表眼睛在光線充足處，能清楚分辨兩點的能力，這兩個概念彼此獨立，並不能互相換算。以史奈倫E字視力表為例，標準測量距離為6公尺。如果受測者的視力是1.0，代表他站在距離6公尺遠的地方，可以看到健康眼可見的最小符號；如果受測者的視力是0.5，表示他站在6公尺遠的地方，只能看到健康眼在12公尺處可見的最小符號。

　　要注意的是，視力並非越高越好，也不是每個人都需要將視力矯正至1.0。一般人的視力落在0.5～0.8之間最為

眼睛
小百科

屈光不正的成因（以近視為例）

正常眼球的前後直徑約在22～23毫米之間，當眼軸超過正常長度，看遠景時便會投影在視網膜的前方而看不清楚，稱為「軸性近視」，也就是真性近視。配戴凹透鏡的眼鏡矯正，能使投影落在視網膜上，影像恢復清晰。

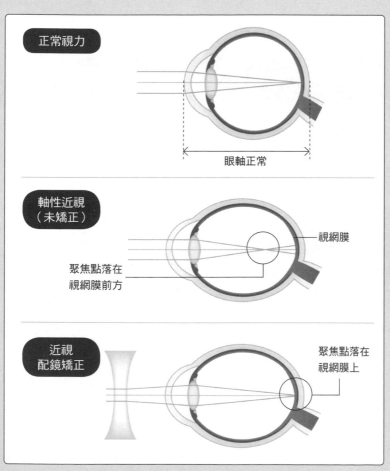

正常視力

眼軸正常

軸性近視
（未矯正）

視網膜

聚焦點落在
視網膜前方

近視
配鏡矯正

聚焦點落在
視網膜上

理想，因為視力越高，雖然看遠處輕鬆，但是看近處就比較吃力。

矯正視力時，可以根據個人用眼習慣來決定眼鏡度數，例如：需要長時間看電腦或看書的人，建議矯正視力到0.5～0.6之間、經常在戶外工作或運動的人，則建議矯正至0.6～1.0之間。

Q3 視力1.0就代表眼睛很健康嗎？

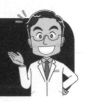

只要曾到眼鏡行配鏡，就一定有坐在驗光儀前面的經驗，看著儀器裡的熱氣球或小房子從清楚到模糊。這個過程叫作電腦驗光，目的是檢測眼球的屈光狀態是否正常。那麼，當驗光結果一切正常，視力1.0無異狀，就代表眼睛很健康嗎？那可不一定。

眼睛的健康還關係到眼壓、視野、眼底構造、眼部組織……等等，如果我們到醫院做眼科健檢，通常還會做以下幾種檢查，來確認眼睛各種功能與構造的狀況。

眼壓檢查

眼壓檢查分成兩種方式，一種是接觸式眼壓計，設備

必須接觸角膜，再用壓平角膜所需的力量去換算眼壓。另一種是非接觸式眼壓計，如下圖。

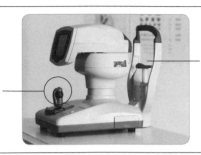

檢查者瞄準後按下發射鈕，儀器就會噴出空氣來壓平角膜，得出眼壓值。

受試者將下巴放在顎架上，雙眼注視機器中的光點。

視野檢查

　　視野檢查是測量眼睛可以看到的範圍，包括兩眼向上、向下、向鼻側與向外側的可見範圍，當任一處有看不見的狀況，就稱為視野缺損，可能是青光眼、白內障、視網膜剝離、黃斑部病變等嚴重眼疾的徵兆。視野檢查的方式是透過視野掃描儀，如下圖。

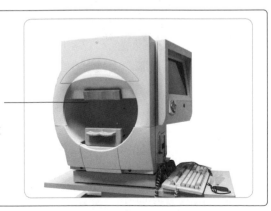

檢查時須遮蓋一眼，受試者以單眼注視儀器裡的畫面。若某一方位出現亮點，便按下按鈕。單眼的測試大約需要15分鐘，依受試者可配合的程度而有所不同。

眼底檢查

　　眼底檢查是觀察視網膜、脈絡膜、黃斑部與視神經的血管、形狀、顏色是否有異常，如果有視網膜破洞、視網膜剝離、黃斑部病變、糖尿病視網膜病變、視神經炎等狀況，都可透過眼底檢查來發現。眼底檢查分成要點散瞳劑和不點散瞳劑兩種，例如下圖的免散瞳眼底攝影機。

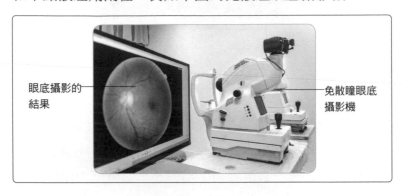

眼底攝影的結果　　　　　　　　　　　　　　　免散瞳眼底攝影機

裂隙燈檢查

　　裂隙燈（見第35頁圖）是一種顯微鏡和光照設備結合的儀器，用來檢查眼部組織如結膜、角膜、水晶體、瞳孔和玻璃體是否有受傷或感染情形。舉凡結膜炎、白內障、角膜潰瘍等，都可以透過裂隙燈檢查發現問題。

　　事實上，想要避免眼疾影響視力，就應定期安排眼科健檢。例如，糖尿病患者透過定期眼底檢查，可以監控糖尿病視網膜病變的發生，並及早治療。一般來說，健康成

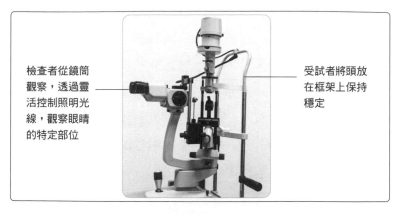

檢查者從鏡筒觀察，透過靈活控制照明光線，觀察眼睛的特定部位

受試者將頭放在框架上保持穩定

人建議每年安排一次例行檢查，若是高度近視或三高族群，建議每半年或3～6個月，就安排一次例行檢查。

Q4 什麼是「眼壓」？高眼壓很危險嗎？

眼壓是指眼球內容物對眼球壁形成的壓力，與眼睛房水的生成和排出有關。房水和淚液不同，是由睫狀體產生，作用是供應養分並排出代謝物質，同時維持眼睛前後房的壓力與眼球形狀。

健康眼的房水會從眼球後房經由瞳孔流進前房，再從前房隅角的小樑網排出，完成一次循環任務。如果房水排出的過程受阻，累積在前後房的房水就會使眼壓升高。

正常的眼壓範圍在10～21毫米汞柱（mmHg）之間，

在視神經正常且未出現視野缺損的情況下，若眼壓超過20毫米汞柱，即稱為高眼壓。眼壓過高時，可能出現視力模糊、眼睛紅、眼睛疼痛、噁心想吐或頭痛的症狀，若長期處於高眼壓的狀況，罹患青光眼的風險也會隨之提高。

青光眼是造成國人失明的第二大原因，是多樣化的視神經病變，且經常由高眼壓引發。由於高眼壓的初期症狀並不明顯，因此建議家中有高眼壓或青光眼病史、高血壓或糖尿病患者、高度近視者、長期服用類固醇藥物者，以

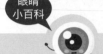

眼睛
小百科

高眼壓是怎麼形成的？

眼壓高大多是由於眼睛內部排出房水的功能不正常，導致眼球內積聚過多液體，造成眼壓上升。由於視神經可能受到高壓損害，高風險族群應定期接受檢查，高眼壓症患者要積極配合治療，以預防惡化為青光眼。

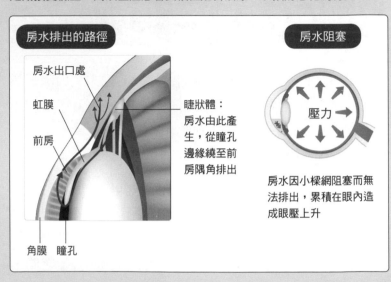

房水排出的路徑

房水出口處

虹膜

前房

睫狀體：
房水由此產生，從瞳孔邊緣繞至前房隅角排出

角膜　瞳孔

房水阻塞

壓力

房水因小樑網阻塞而無法排出，累積在眼內造成眼壓上升

及眼睛曾受傷、曾接受眼內手術的高風險族群，都要定期
安排眼科健檢，以利早期發現、早期治療。

Q5 | 人老了，視力一定會變差嗎？

　　汽車開久了，機械零件會隨著時日耗損，人體器官也
一樣，會隨著年紀逐漸老化。眼睛在12歲發展成熟，20歲
進入穩定期，40歲左右功能就會開始下降，可說是人體最
早成熟，也最早退化的器官。

　　年紀大了視力變差，是無可避免的事情，然而眼睛退
化卻不一定和年齡相關。近年來，3C產品改變了大家的
用眼習慣，長時間盯著電腦與智慧型手機，讓退化性眼疾
提早來報到。

水晶體、睫狀肌退化

　　提到視力退化，多數人會首先想到老花眼，它主要是
由於水晶體失去彈性、睫狀肌收縮功能退化，導致眼睛的
自動對焦力變弱，所以看近物時變得吃力，或是快速望遠
又望近時感覺影像模糊。

　　另一種水晶體老化帶來的症狀是白內障。水晶體原本

透明無色，上年紀後會慢慢硬化、混濁，如同透明玻璃變成毛玻璃，使光線無法完全穿透，而漸漸造成視力障礙。由於螢幕的藍光容易傷害水晶體，在3C產品盛行之下，35～40歲高度近視族群併發白內障的比例正逐漸增加。

淚腺、淚液退化

當淚腺退化，淚液不能均勻濕潤眼球表面，眼睛就容易乾澀、酸脹，甚至有刺痛感。乾眼症雖然普遍、發生年齡廣泛，而且不會馬上影響視力，但它其實是眼睛開始老化的警訊。

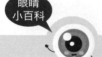

會影響視力的退化性眼疾

不想眼睛提早老化，就要避免長時間使用3C產品。若發現自己有圖中類似症狀，最好及早就醫檢查，持續追蹤眼睛狀況。

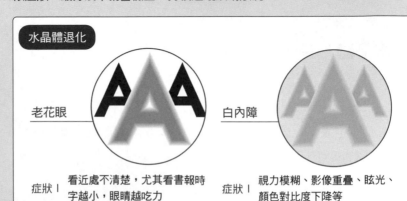

水晶體退化

老花眼　症狀｜看近處不清楚，尤其看書報時字越小，眼睛越吃力

白內障　症狀｜視力模糊、影像重疊、眩光、顏色對比度下降等

玻璃體、黃斑部退化

飛蚊症代表位於視網膜前方的玻璃體退化，它原本是透明膠狀的物質，中年後會逐漸液化混濁，形成微小的粒子在眼球中轉動，使人看到飛蚊影像。由於3C產品過度使用、環境污染等原因，現在也不乏20多歲的年輕患者。

黃斑部病變也是常見的眼睛退化症狀。黃斑部位於視網膜中央，負責分辨影像的形狀、顏色、亮度，一旦功能退化，起初會覺得看東西時中間變模糊、直線變曲線、視線越來越暗，如果症狀持續加重，最終可能會無法閱讀或辨識人臉，甚至導致失明。

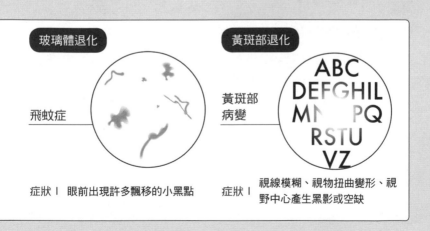

玻璃體退化	黃斑部退化
飛蚊症	黃斑部病變
症狀｜眼前出現許多飄移的小黑點	症狀｜視線模糊、視物扭曲變形、視野中心產生黑影或空缺

Part

3

從小打敗惡視力！
學童和青少年常見的
眼睛問題

0～20歲是眼球的發育成熟期，在此期間，最重要的目標是盡可能延緩近視發生，降低未來罹患其他眼疾的機率。然而，孩子有可能看不清楚，或覺得眼部不舒服，卻不太會表達眼睛的狀況，所以得靠家長多觀察、多了解，才能及時帶孩子就醫檢查。

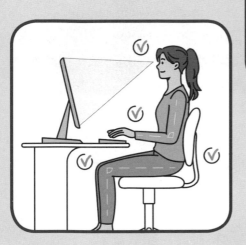

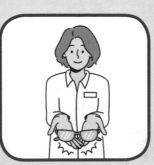

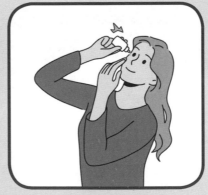

Q1 假性近視究竟算不算近視？

很多孩子一到寒暑假，就卯足全力整天打電動、看電視或玩手機，絲毫不懂得節制用眼，導致假期結束後發現近視度數暴增。所幸，這種短期用眼過度導致的近視，通常是可逆轉的假性近視。

假性近視大多發生在12歲以下的孩童，成因是睫狀肌過度緊繃無法放鬆，所以看遠的時候對焦不準。這時如果去驗光，就會驗出近視度數，但其實只要讓睫狀肌放鬆，近視度數就會消失。

想讓睫狀肌放鬆，最有效的方法是點「散瞳劑」，又稱為睫狀肌鬆弛劑。散瞳劑分成長效型及短效型兩種，短

眼睛
小百科

散瞳劑治療假性近視

散瞳劑可以麻痺睫狀肌，讓睫狀肌放鬆，改善假性近視的度數。

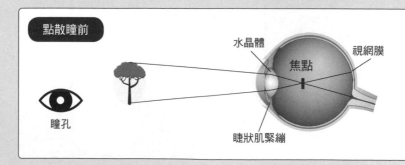

點散瞳前

水晶體　　視網膜

焦點

瞳孔

睫狀肌緊繃

效型通常用於門診檢查，藥效大約持續6～8小時；長效型通常用來治療假性近視，一般會在睡前點用，藥效可以持續1～7天。

因為散瞳劑會強迫瞳孔放大，讓大量光線進到眼中，所以白天一定要讓小孩做好防護，到戶外時要戴上帽子或太陽眼鏡，以免眼睛受到紫外線傷害，造成水晶體受損，甚至併發白內障。

假性近視不會立即造成真正的近視，且度數多半可以下降或恢復，所以家長應盡快帶孩子到眼科檢查，並要持續追蹤治療，不能因為點藥後有些不舒服，就自行停藥。

最重要的是，不要再縱容孩子長時間用3C產品、看電視，至少每隔30分鐘就要休息10分鐘，並且眼睛應距離螢幕30公分以上。讓小孩養成良好的用眼習慣，才能確保視力發育健康。

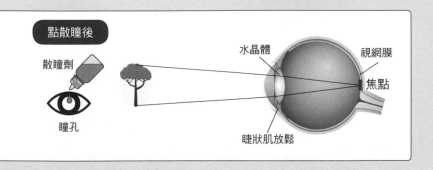

點散瞳後

散瞳劑

瞳孔

水晶體

視網膜

焦點

睫狀肌放鬆

Q2 孩子近視了，該如何減輕視力傷害？

　　我國近視率高得嚇人，而且發生年齡較早，度數也較深。其實，近視眼只要積極治療，並改變用眼習慣，度數就可能回退，甚至有痊癒的機會。12歲前視力還在發育的孩童，近視度數增加最快，因此一旦發現孩子有近視問題，就要積極採用下列方法，盡量減緩近視度數惡化。

散瞳劑：減緩度數增加

　　不同於假性近視，真正的近視是眼球結構發生永久性改變，也就是眼軸變長。雖然長效散瞳劑無法治療真正的近視眼，但仍具有減緩度數增加的作用。要特別注意的是，散瞳劑一定要規律持續使用，否則不但無法減緩度數增加，反而會引起反彈，讓度數增加得更快。

角膜塑型片：矯正視力

　　角膜塑型片一般只在睡覺時使用，白天不配戴，而且每天最少要使用6小時以上，才有減緩近視加深的效果。在配戴初期，到了下午角膜弧度恢復，原本壓抑掉的近視度數會慢慢回復。長期配戴後，這種狀況就會消除，大約

角膜塑型片的原理

角膜塑型片是以高透氧材質訂製的硬式隱形眼鏡,利用睡眠閉眼時,眼
皮加上鏡片輕壓角膜的力量,迫使角膜的中央表層變薄、外側加厚,達
到矯正視力的目的。

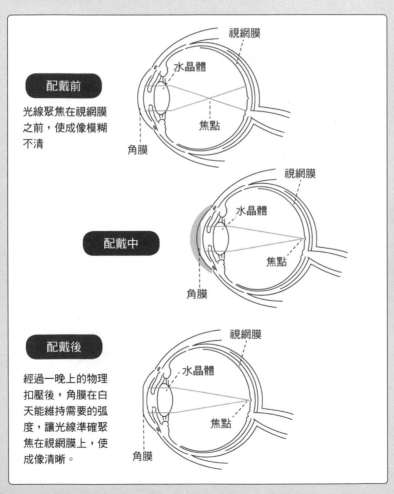

配戴前

光線聚焦在視網膜
之前,使成像模糊
不清

視網膜
水晶體
焦點
角膜

配戴中

視網膜
水晶體
焦點
角膜

配戴後

經過一晚上的物理
扣壓後,角膜在白
天能維持需要的弧
度,讓光線準確聚
焦在視網膜上,使
成像清晰。

視網膜
水晶體
焦點
角膜

戴1週後，白天的視力可以維持在1.0。

　　雖然角膜塑型片一般是給兒童控制近視使用，但如果
成人近視度數在400度左右，又不想戴眼鏡，亦可以利用
角膜塑型片矯正近視。舉例來說，空服員在機艙內長時間
配戴隱形眼鏡，眼睛容易乾澀，就可以選擇角膜塑型片改
善視力。

曬太陽：避免眼軸拉長

　　接觸陽光可以刺激腦部化學物質多巴胺的生成，它能
避免眼軸拉長，有助於預防近視。澳洲研究單位發表在
《Nature》科學期刊的研究指出：每日在陽光下做3小時
戶外活動，或每週至少在太陽下活動11小時，就可以幫助

眼睛
小百科

近視度數與角膜塑型片的成效

角膜塑型片不是對所有近視眼都能發揮最佳成效，如果近視度數太高，
戴完後視力提升得有限，必要時還是要配合點用長效散瞳劑。

近視度數	角膜塑型片的效果
400度以下	75%的人裸視可達1.0以上
500度以下	65%的人裸視可達0.8以上
500～600度	只有55%的人裸視可以達到0.6以上

分泌多巴胺，減少近視的惡化率。

國民健康署的追蹤試驗也證實，實施「下課教室淨空戶外活動計畫」後，學童的近視增加度數在1年內平均減少了12度。由此可見，只要讓孩童多到戶外曬太陽，就能減低變成四眼田雞的機率。

醫師小叮嚀

雖然近視者在20歲成年、度數較穩定後，可以進行雷射屈光手術，但因為眼球的結構已經改變，即使經過雷射矯正了屈光不正，不用戴眼鏡就有好的視力，罹患其他嚴重眼疾的風險仍不會降低。所以，最好趁年紀小的時候控制度數，預防未來演變成其他疾病。

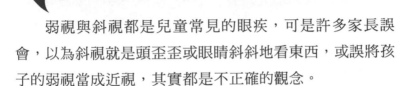

Q3 何謂斜視與弱視？與近視有什麼不同？

弱視與斜視都是兒童常見的眼疾，可是許多家長誤會，以為斜視就是頭歪歪或眼睛斜斜地看東西，或誤將孩子的弱視當成近視，其實都是不正確的觀念。

我們正常的雙眼可以同時聚焦在一個地方，使大腦看到清楚的成像，但是斜視的雙眼無法相互配合，會同時注

視不同方向，造成「眼位不正」的情況。斜視大多發生在孩子2、3歲時，多半可以治癒，然而若未及早治療，就有可能演變成弱視。

弱視與近視不同，診間經常有家長混淆。近視是因為眼軸過長，可以透過凹透鏡矯正，回到正常視力範圍；弱視是指兒童沒有天生的眼睛結構異常，但是視力無法達到該年齡標準，即使用鏡片後，也無法達到視力0.8，或兩眼視差0.2以下的標準，算是一種視覺缺損。

在台灣，單眼遠視是主要的弱視成因。事實上，嬰兒出生時大多是遠視，後來得到影像的刺激，才慢慢發育到正常視力。在這段時間，若幼兒沒有充分接受視覺刺激，導致兩眼發育程度不一，並且過度依賴視力較好的一眼，久而久之視差變大，就會形成弱視。

兒童弱視與斜視的治療

孩子發生弱視或斜視時，應盡早接受診斷和治療，才能降低日後視力受損的風險。弱視方面，如果是先天性白內障或是眼位不正所引起，可尋求手術治療。如果是單眼遠視所引起，日常可用「遮眼治療」，也就是把視力好的一眼遮起來，強迫訓練弱視的那一眼。

根據統計，台灣有近10%的兒童有弱視，但因為從小看不清楚，自己無法察覺與他人不同。建議家長若發現小孩經常歪頭、瞇眼看東西、走路撞到或眼球不自覺震顫，

正常眼和眼位不正的視線

眼位不正可以粗略分成「內斜視」，即斜視眼的眼球向內偏斜，以及
「外斜視」，即眼球向外偏斜。

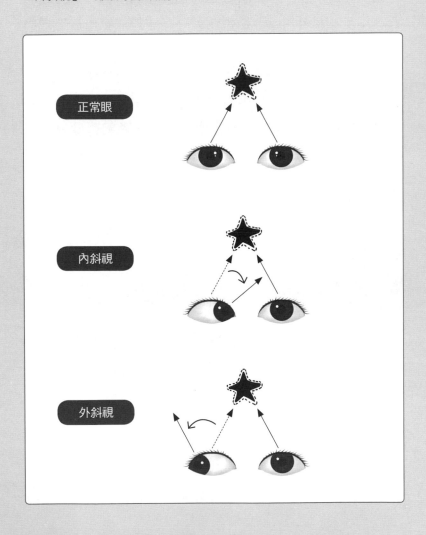

就要帶到眼科進一步檢查。如果超過10歲才發現弱視，由於視覺系統已發展定型，未來治療會相對棘手。

斜視會造成疊影、弱視，孩子亦可能因為眼位不正，受到同儕的嘲笑和排擠，因此在治療時要兼顧外觀與視覺功能兩方面。並非所有斜視患者都需要動手術，要考慮患者的年齡、偏斜角度、是否弱視等，才能決定治療方式與時機。

斜視的小朋友也很少主動反應，大部分是由家長發現眼睛外觀有異狀。若家中有斜視的家族史，即便幼兒沒有出現明顯病徵，仍建議2歲時要提前帶去做眼科健檢，以便及早發現屈光不正、弱視或斜視等狀況，並及時矯治。

Q4 散光是如何造成的？一定要矯正嗎？

散光也是屈光不正的一種現象，又稱為「亂視」。散光多半和遺傳有關，可以分成兩種。一種是角膜或水晶體天生形狀就不完美，彎曲的弧度不勻稱，稱為「規則散光」。另一種是角膜表面凹凸不平，通常是角膜潰瘍、圓錐角膜等疾病所造成，稱為「不規則散光」。

散光者的角膜就像一塊磨得不平的鏡片，無法將進入眼球的光線聚焦到一個點，於是無法在視網膜形成清晰影

像，讓人無論看遠或看近都覺得模糊，容易看到疊影、光暈，也比較容易感覺眼睛疲勞。

其實，每個人或多或少都有散光，只是程度不一。低度散光一般不影響日常生活，不用刻意矯正，但若散光度數超過100度，就需要治療。規則散光可以用圓柱鏡片矯正，不規則散光就只能配戴硬式隱形眼鏡。

要注意的是，因為兒童的視覺仍在發育，若家中幼童出現散光徵兆，千萬不能置之不理，否則可能發展成高度散光，甚至是弱視。家長要及早讓孩子戴上散光眼鏡，還

眼睛
小百科

散光眼無法對準一個焦點

完美正圓形的眼球，可以將光線聚焦在同一點上，但多數人沒有那麼幸運，於是視覺上會出現多個焦點，看到的影像就顯得模糊。

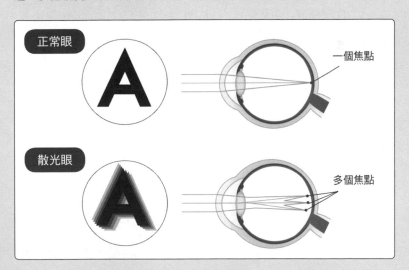

正常眼 　　　　　　　　　　　　　　　　　一個焦點

散光眼 　　　　　　　　　　　　　　　　　多個焦點

要特別注意孩子的飲食均衡，完整攝取各類營養素，避免散光症狀加重。

另外，若孩子有過敏性結膜炎的症狀，應注意眼睛癢時盡量不要揉眼，以免角膜受傷，或因為長期揉眼而影響角膜弧度。

Q5 為什麼會發生睫毛倒插？點眼藥水有用嗎？

睫毛位在上下眼瞼的邊緣，朝眼球外生長，其功能是阻擋異物進入眼睛。當睫毛的生長方向錯誤，朝眼球內生長，就稱為睫毛倒插。

睫毛倒插的成因分成先天型與後天型，有些寶寶出生就有睫毛倒插的情況，因為嬰幼兒的臉型和鼻樑比較短，眼睛周圍的肌肉向內推擠，睫毛就容易向內倒捲。但是隨著臉型變長、鼻骨發育完整，睫毛倒插的情況就會改善。

後天型的睫毛倒插可能是出於感染、發炎或外傷導致的眼瞼板結膜結疤，使眼瞼內翻而產生倒插睫毛。還有一種常見情況，當年長者眼皮鬆弛，眼瞼結構無力而內翻，也可能造成睫毛往內生長。

睫毛倒插會傷害眼角膜，就像異物摩擦角膜一樣不舒服，造成患者眼睛刺痛、發紅、發癢、怕光、流眼淚，甚

至視力模糊。若是幼童發生睫毛倒插，不自覺地一直揉眼睛，有可能導致已經受傷的角膜反覆發炎，嚴重者甚至影響視力，不可不慎。

　　小朋友的睫毛倒插問題，經醫師評估後，如果會隨著年齡增長而改善，就不需要太在意，只要將倒插的睫毛拔除、點眼藥水治療發炎的角膜，慢慢就可以改善症狀，不需要手術處理。

正確治療

- **拔除睫毛：**若只是局部的幾根睫毛，可定期（約4～6星期）請眼科醫師透過裂隙燈拔除倒插睫毛。切勿自己拔除，以免造成眼瞼皮膚受損，也避免自行剪除，否則睫毛可能越長越粗，反而對眼睛造成更大傷害。
- **外科手術：**若是局部睫毛倒插，必須將倒插睫毛與局部眼瞼一併切除；若是整排睫毛倒插，則須進行眼瞼緣的外翻手術。
- **電燒法：**將倒插睫毛的毛根燒除，可能需要多次進行，才能完全燒除。
- **雷射法：**以雷射光束破壞毛根，通常比較精準，也較能維護眼瞼的完整。但若是比較嚴重的睫毛倒插，仍需3～4次雷射治療才能完全破壞毛根。
- **冷凍治療：**利用低溫破壞毛根，適合大範圍的睫毛倒插，術後眼皮腫脹與疼痛會比較明顯，且會有局部沒有睫毛、眼瞼皮膚因色素脫落而出現色差等後遺症。

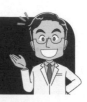

Q6 「急性結膜炎」是什麼？有哪些症狀？

結膜是覆蓋在眼瞼內面以及鞏膜（白眼球）表面的一層細胞組織，當結膜受到化學物質、過敏物質的刺激，或是受到病毒、細菌的感染，就會出現紅腫癢反應，進而演變成結膜炎。

一般會讓眼睛變得鮮紅的是急性結膜炎，又稱作紅眼症，起因為細菌或病毒感染引起發炎症狀，常見的致病源包括：腺病毒（流行性角結膜炎）、腸病毒與科沙奇病毒

眼睛
小百科

急性與慢性結膜炎的差異

除了急性結膜炎，一般診間更常見到慢性結膜炎患者。這兩種結膜炎都可能出現眼睛紅腫癢的症狀，但侵入源、傳染性、復發性都大不相同。

急性結膜炎	慢性結膜炎
原因：細菌或濾過性病毒感染 症狀：眼睛鮮紅、刺痛、畏光、流淚、視力模糊 傳染性：有	原因：化學物質或過敏物質感染 症狀：眼睛粉紅、乾澀，經常反覆發作，較難根治 傳染性：無

腺病毒

細菌

腸病毒

煙塵

懸浮微粒

花粉

（流行性出血性角結膜炎）等濾過性病毒，以及披衣菌（成人披衣菌性結膜炎）、表皮葡萄球菌、金黃色葡萄球菌等。

急性結膜炎的病程約7～14天，一般感染情況會在初期的3～6天最為嚴重，但只要經過正確治療，多半可以在3週內康復。如果發病後置之不理，延誤治療，則病程可能延長至數個月。

急性結膜炎的傳染性很高，患者應減少到人多的公共場所。其傳染途徑為接觸傳染，所以患者要常常用肥皂洗手、避免用手觸碰眼睛，每次點完藥水或藥膏時，都要用肥皂再次清潔雙手，也要避免與他人共用毛巾、臉盆或眼藥水。

症狀

● 除了紅腫癢，還會慢慢產生畏光、流淚、眼睛分泌物增加等症狀，患者有時早上起床時，會感覺眼睛被黏住。
● 症狀嚴重者，眼睛結膜表面可能出現黏稠白色薄膜，也有可能併發角膜病變與糜爛。
● 少數患者會伴隨耳前淋巴結腫脹與疼痛。
● 極少數患者會有像是感冒的頭痛、發燒與咳嗽等症狀。

正確治療

主要是用可以抑制發炎的類固醇眼藥水、眼藥膏。發病期間，患者應避免菸、酒與辛辣食物，並要充分休息。

如果有近視，發病期間應避免配戴隱形眼鏡。

此外也提醒，治療期間切勿自行中斷用藥，或逕自到藥局買其他類固醇藥劑使用，因為不當使用類固醇眼藥，可能導致青光眼或白內障等併發症，反而傷害眼睛。

Q7 長針眼又腫又痛，勤拉眼尾可以消除？

小朋友突然覺得眼睛腫腫的、有刺痛感，可能是長針眼了。醫學上，針眼的正式名稱是「麥粒腫」，是因為睫毛毛囊或眼瞼腺體被細菌感染，造成急性發炎所致。

眼瞼上有3種腺體：蔡氏腺、莫氏腺與麥氏腺，正常情況下，這些腺體會分泌脂質來避免淚液蒸發，但是當人用了不乾淨的毛巾、以不乾淨的手或化妝工具接觸眼睛，讓細菌沿著腺體開口處或睫毛囊根部進入，就可能造成腺體的急性化膿發炎，而使眼瞼腫脹。

造成麥粒腫的細菌，以金黃色葡萄球菌最常見，除了細菌感染之外，眼瞼未適當清潔、疲勞、睡眠不足、身體抵抗力下降時，或是眼睛過勞造成眼部肌肉無法放鬆，進而導致麥氏腺阻塞不通，都會提高罹患麥粒腫的機率。

老一輩常說，長針眼時要用沒長針眼那邊的手，繞過後腦勺勤拉針眼處的眼角，這個方法真的有用嗎？其實，

這個動作主要是能促進血液循環，在針眼初期搭配熱敷，應該會有些效果，重點是要使用乾淨的毛巾與雙手，才不至於造成更嚴重的細菌感染。

正確治療

● **等待自癒：** 如果症狀不嚴重，可以在家中用乾淨的毛巾熱敷（水溫約攝氏50～60度），每次5～10分鐘，每天3～4次。

● **加速痊癒：** 請眼科醫師開立抗生素眼藥水或眼藥膏。

● **進階治療：** 如果針眼的白色膿點腫脹嚴重，或是不適感加重，就要停止熱敷，並請眼科醫師做切膿手術。千萬不要用未消毒的針尖挑除膿點，以免二度細菌感染。

眼睛小百科

讓針眼加速消腫的方法

麥粒腫不會傳染，多數人在3～5天內會自行痊癒。發病期間做好休息、熱敷、清潔，將有助於早日痊癒。

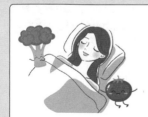

飲食作息正常，避免辛辣油炸食物

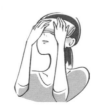

熱敷促進循環，保持皮脂腺暢通

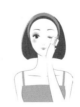

注意眼瞼周圍的清潔，避免油脂堆積

別讓眼睛過勞死！
上班族好發的眼疾
見招拆招

青壯年、上班族最容易出現乾眼、眼睛疲勞的症狀，平時若不加以保養，有可能突然發生眼中風、虹彩炎、眼睛過勞死等急症。如果是高度近視者，更要提防飛蚊症、視網膜剝離等眼疾來報到。

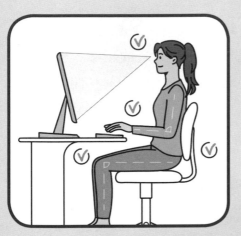

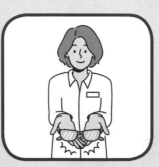

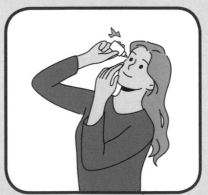

Q1 近視雷射手術能一勞永逸嗎？會有副作用嗎？

　　近視並非嚴重的病症，但對於不喜歡或是不方便戴眼鏡、隱形眼鏡的族群來說，已然造成相當大的困擾，於是越來越多人選擇接受近視雷射手術，希望從此一勞永逸，不用再受視力模糊之苦。

　　簡單來說，近視雷射手術是藉由改變角膜形狀，讓光線精準聚焦在視網膜上，來得到清晰的成像。雖然屬於「外眼手術」，難度與風險都比較低，但是切開角膜、削平角膜仍是一項不可逆的行為，所以在術前務必多花時間了解，並審慎評估。

近視雷射分3種，應依個人需求選擇

　　目前臨床上常見的近視雷射手術有3種，分別是PRK（雷射屈光角膜切削術，Photo Refractive Keratectomy）、LASIK（雷射屈光角膜層狀重塑術，Laser Assisted in Situ Keratomileusis），以及SMILE（微創角膜透鏡萃取術，SMall Incision Lenticule Extraction）。

　　那麼，哪一種近視雷射手術比較好呢？其實並沒有誰優誰劣，端看個人需求而定。從手術費用來看，依據儀器新舊以及醫師的經驗、技術，價格區間大約落在3萬5千元

到13萬元之間。每位醫師都有自己的專業，但是近視雷射手術的精密性很高，建議在選擇醫師時，可以將醫師取得哪些專業證書、擁有多少相關經驗，以及患者之間的口碑納入參考。

如果有預算考量，可以考慮難度較低、價格最便宜的PRK，而且PRK不像LASIK需要製作角膜瓣（即手術過程中切開一層薄薄的角膜），因此不會有角膜瓣位移的併發症，相對來說比較安全。

5種人不適合，易有副作用或效果差

並不是每個人都可以做近視雷射手術，如果你有以下狀況，在術前要與醫師充分討論，以免術後達不到預期效果，甚至加重視力的損傷。

高度近視者：近視雷射手術需要削切角膜，如果近視度數超過1,200度以上，需要切掉的角膜比較多，往往因為角膜厚度不足而無法進行。另外，有部分高度近視者接受雷射後，發生夜間視力不佳、度數回退的問題。

夜間工作者：近視雷射手術會影響夜間視力品質，對於需要在晚上工作的族群來說並不理想。

特殊疾病患者：患有青光眼、白內障、視網膜病變等眼部疾病，以及罹患糖尿病、自體免疫不全等重大全身性疾病的人，都是容易產生嚴重副作用或併發症的高危險族群。

常見的近視雷射手術

近視雷射手術從1988年發展至今，已出現許多不同的技術，近視者可以依據眼睛條件、預算、風險接受度，選擇適合的方式。

PRK

傳統的做法是由醫師手動刮除角膜上皮，再用準分子雷射削切角膜到目標厚度。
優點：不做角膜瓣，較少眩光副作用
缺點：傷口復原較久

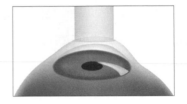

LASIK

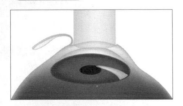

用飛秒雷射掀開角膜上皮，製作角膜瓣，再用準分子雷射削切角膜，最後將角膜瓣放回原位。
優點：矯正度高、恢復快
缺點：有角膜瓣風險，容易產生乾眼及眩光的副作用，且不適合高眼壓患者

SMILE

先用飛秒雷射雕刻角膜透鏡和一個小切口，再從小切口取出角膜透鏡。
優點：不做角膜瓣，安全性高，較少乾澀副作用
缺點：價格昂貴，不適合眼壓偏高者

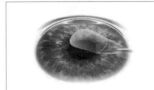

未滿18歲者：眼球還未完全成熟，近視度數增加的幅度可大可小，並非接受雷射手術的好時機。

40歲以上者：40歲之後可能開始出現老花眼，接受雷射手術只能解決近視問題，但是老花眼依然存在，無法解決視力模糊的困擾。

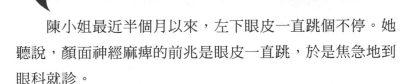

Q2 眼皮跳不停，是顏面神經失調的先兆嗎？

陳小姐最近半個月以來，左下眼皮一直跳個不停。她聽說，顏面神經麻痺的前兆是眼皮一直跳，於是焦急地到眼科就診。

其實，眼皮跳動可能是由多種因素引起，包括熬夜過勞、壓力過大，或是鈣離子不足導致血鈣濃度低時，也會造成眼皮不正常跳動。

眼睛周圍負責眼皮張開、閉合的肌肉有兩條（見第64頁圖），一條是環繞眼周的眼輪匝肌，由顏面神經支配，另一條是提上眼瞼肌，受第三對腦眼神經支配。人的眼皮自然開合，就是這兩條肌肉不斷收縮及放鬆的作用。

正常情況下，這些睜眼閉眼活動都受大腦神經的支配，每4～6秒就眨眼一次。可是，一旦支配眼輪匝肌的顏面神經受外來刺激，使眼輪匝肌反覆收縮，人就會明顯感

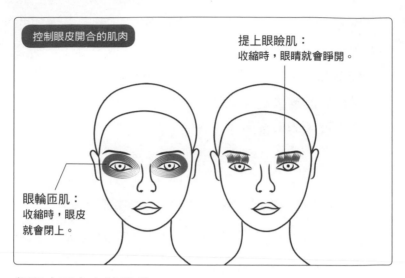

控制眼皮開合的肌肉

提上眼瞼肌：
收縮時，眼睛就會睜開。

眼輪匝肌：
收縮時，眼皮
就會閉上。

覺眼皮不自主地跳動。

　　顏面神經在傳導途徑上的任何部位受到刺激，都能導致眼皮跳動，而刺激的部位不同，眼皮跳動的部位、跳動的範圍及程度也有所不同。

　　如果刺激部位僅局限於支配眼輪匝肌的神經末梢，也就是眼皮附近，症狀會表現為上眼皮或下眼皮跳。另一方面，如果是腦內的顏面神經主幹部位受到刺激，跳動範圍就會波及整個上下眼皮，症狀表現為不停眨眼，醫學上稱為「眼瞼痙攣」。

好發族群

　　事實上，眼皮不正常跳動可以當作一個人健康狀況的警報器，它常見於下列疾病的患者身上。

　　眼睛疾病患者：眼睛有近視、遠視或散光等屈光不正

問題，以及睫毛倒插、結膜炎、角膜炎等，都可能導致眼皮反射性痙攣跳動。尤其是乾眼症，特別被認為是引發眼皮跳的誘因。

顏面神經麻痺患者：患者在發病前，除了常有類似感冒的症狀，也常合併眼皮異常感，如眼皮跳或眼睛無法正常閉合。有些患者在眼皮持續跳了數小時到數天後，就出現嘴歪臉斜的現象。

腦腫瘤患者：根據統計，病態性的眼皮跳約有1％是出於腦腫瘤、蜘蛛網膜沾黏等原因造成的顏面神經刺激。

正確治療

眼皮跳時，除了盡量去除誘發因子之外，如果症狀持續無法改善，可以多做熱敷、服用維生素B群與鈣片，或者視情況注射肉毒桿菌素來舒緩症狀。

醫師小叮嚀

「眼瞼痙攣」一般好發於50～60歲的中老年人身上，而且女性發生的機率比男性高。若沒有加以控制，眨眼的次數及強度增加，患者最後有可能產生短暫功能性視力減退。治療方式之一是將肉毒桿菌注射入眼皮的四周，阻斷過度放電的神經傳導，效力約可以維持4個月到半年。如果肉毒桿菌無效，才會考慮進行手術治療。

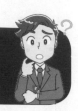

Q3 眼睛也要防曬，何謂「光照性眼炎」？

在夏日炎炎的季節，許多人出門前都會記得塗上防曬品，避免皮膚曬傷，但是很少人注意到，眼睛也禁不起烈日的曝曬，也有必要做防曬措施。

如果眼睛曬傷，會發生什麼事呢？舉例來說，白天到海邊戲水，回家後突然覺得眼睛劇烈刺痛、不停流眼淚，而且看東西視線模糊。這時候請務必提高警覺，可能是「光照性眼炎」找上門了。

光照性眼炎也被稱為紫外線眼炎或電光性眼炎，是因為眼睛長時間受紫外線照射，且未採取防護措施，導致角膜與結膜吸收大量紫外線後，產生急性發炎反應。檢查時，會發現角膜水腫或破皮、結膜水腫充血等現象。

症狀

光照性眼炎造成的不適情形，通常會出現在紫外線曝曬過的2～12個小時之後，典型症狀包括畏光、流淚、灼熱感、異物感、劇烈疼痛、眼瞼痙攣、結膜充血、視力減退等。

好發族群

長時間處在雪地、沙漠、烈日下，以及長期從事電

焊、紫外線消毒工作，卻未配戴太陽眼鏡或護目鏡的人，
是罹患光照性眼炎的高危險族群。

預防

● 平時於烈日下外出時，應該使用抗UV陽傘、抗UV太陽
　眼鏡，或是帽緣能遮到眼部的帽子，將紫外線傷害降到
　最低。
● 接觸電焊或紫外線時，要戴上護目鏡，切勿直視光源。
● 在雪地、沙漠、海面工作或遊憩時，或是長途開車者，
　應配戴抗UV太陽眼鏡。

眼睛
小百科

紫外線造成的眼睛疾病

除了光照性眼炎，紫外線還可能帶來更嚴重的眼疾，不可不慎。

光照性眼炎	翼狀贅肉	白內障	眼癌
即眼睛曬傷，造成雙眼疼痛、發紅，以及畏光等症狀。	紫外線刺激使結膜組織增生，通常長在內眼角眼白處，又稱「眼翳」。	水晶體由蛋白質組成，紫外線會使蛋白質變性，於是水晶體變混濁，形成白內障。	眼睛吸收紫外線中的輻射，長期下來長出惡性黑色素瘤。

正確治療

一般來說，光照性眼炎可以自然痊癒，如果症狀十分疼痛，可以先點1～2次表面麻醉劑來止痛，再用含有抗生素的眼藥膏、眼藥水，來避免角膜感染。

患者在家中可以用冷毛巾冰敷眼睛，減少充血，通常在治療數小時後，不適感就會開始減輕，1～3天後就可以完全痊癒。

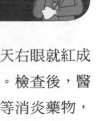

4 冬日進補過頭，會導致「虹彩炎」？

20多歲的王小姐前一日吃完薑母鴨，隔天右眼就紅成一片，而且視力模糊，於是趕忙到眼科就醫。檢查後，醫師發現王小姐患了虹彩炎，於是開立類固醇等消炎藥物，並且提醒她，進補最好適可而止，更重要的是讓眼睛適時休息。

虹彩炎是一種和自體免疫系統相關的疾病，在秋冬季節最為常見。以王小姐的例子來說，當人進補過頭，導致自身免疫系統太過亢奮，去攻擊瞳孔周圍的虹膜組織與睫狀體，就會引發急性發炎反應，造成紅眼、疼痛、畏光、流淚等症狀，而且視力變模糊，看東西好像隔了一層霧。

虹彩炎的病程可能持續數天至數週，一般不會超過3

個星期，但是復發機率很高。發作時多是單眼發炎，偶爾也有兩眼一起發炎的情況。如果疏忽不治療，虹膜的發炎物質可能黏住後方的水晶體而造成白內障，或是阻礙房水流通的管道，導致眼壓升高而引發青光眼，嚴重時甚至會失明。

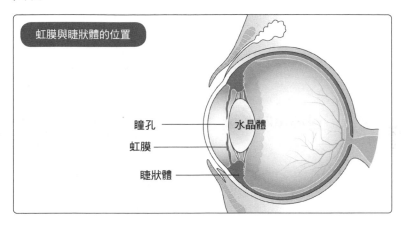

虹膜與睫狀體的位置

瞳孔　　　　　水晶體
虹膜
睫狀體

好發族群

除了食用會增強免疫或是具刺激性的食物，當工作壓力大或缺乏睡眠，導致身體疲勞、免疫力下降時，也容易誘發虹彩炎。另外，自體免疫疾病患者也是虹彩炎的好發族群，例如僵直性脊椎炎、類風濕性關節炎、紅斑性狼瘡的患者。

正確治療

虹彩炎可能產生嚴重併發症，一旦出現症狀，尤其是偏頭痛、頭部脹痛、視力模糊時，應立即就醫。

治療方式以抑制發炎為主，通常使用含類固醇的眼藥水，急性發作時也常使用口服類固醇，或是結膜下注射類固醇。如果病情較嚴重，有時候需要點散瞳劑來減緩疼痛，並預防瞳孔沾黏。

在治療期間，應注意不過度勞累、維持正常作息，以減少體內免疫系統的壓力，並配戴抗UV太陽眼鏡來減輕畏光症狀。須特別注意的是，類固醇可能使某些患者的眼壓升高，所以要按照醫囑定期回診追蹤。

醫師小叮嚀

若要避免虹彩炎反覆發作，平時應維持良好的生活作息，不熬夜、不抽菸、少吃刺激性食物，注意飲食均衡並適時舒壓，以免增加體內免疫系統的壓力。

Q 5 「乾眼症」是如何造成的？可以根治嗎？

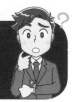

以往乾眼症患者以50歲以上的婦女居多，如今由於環境污染、工作壓力、3C產品盛行等因素，生活步調快的上班族也可能身受其害。患者經常在工作一整天後，到了下午或傍晚，眼睛就痠澀得幾乎張不開。

　　乾眼症是指眼睛分泌的淚水不足以維持角膜濕潤，造成眼表損害，使患者產生眼睛紅癢、畏光、乾澀、有異物感、易流淚、視力突然模糊、眼睛睜不開、眼睛有脹刺感等狀況。

　　造成乾眼症的原因有二：一是淚水分泌不足，例如現代人大量使用3C產品或是近距離閱讀，因為太專注導致眨眼次數太少，於是淚液分泌不足。二是淚水易流失，由於淚液膜中的油脂、水、黏液比例失衡，淚水容易蒸發，於是眼睛異常乾澀。

　　臨床上，除了一些身體免疫功能失調疾患，可能引發嚴重的乾眼症之外，急性或慢性結膜炎、長期配戴隱形眼鏡、工作壓力太大、睡眠障礙、更年期症候群，或是部分常用的感冒藥、精神科的抗憂鬱劑等藥物，或多或少都會影響淚液分泌，誘發乾眼症。

　　雖然乾眼症不是眼科急症，但若長期忽略不醫治，可能造成復發性角膜上皮脫落發炎，嚴重時容易引發角膜潰瘍，如果細菌感染，還會有失明風險。

正確治療

● 症狀輕微者，要改變用眼習慣，減少注視螢幕的時間，每用眼30分鐘要休息5分鐘。

● 平時要注意眼瞼的清潔，可以每天熱敷眼睛，並按摩眼周穴道，刺激三叉神經適當分泌淚水。

● 適時以人工淚液、藥水、藥膏滋潤眼睛，補充淚液分泌

的不足。

● 使用淚管栓塞，就是將一個小栓子置入淚小管內，塞住
淚液的排出口，減少淚水流失。

● 在鼻淚管周圍注射肉毒桿菌，以麻痺淚管附近的眼輪匝
肌，減緩淚液排出的速率。如此一來，即使患者產生淚
液不足，產生的淚液可以盡量留在眼中，乾眼症自然獲
得緩解。

眼睛
小百科

淚液的組成與作用

眼淚對於眼睛有兩大主要功用，一是保持眼球表面的溼潤，二是作為清
道夫，清除眼球表面的代謝廢物。淚液可再細分成3層，只要任何一層出
問題，患者就容易為淚液不正常所苦，出現溢淚或眼乾的症狀。

黏液層：
在最內層，來自結膜杯狀細胞，
負責眼球表面潤滑，同時也保護
角膜上皮的微絨毛。

水相層：
在中間層，來自淚腺，是
淚水的主要部份。

油脂層：
在最外層，來自瞼板腺，
主要用來防止淚水蒸發。

醫師小叮嚀

很多人不知道,乾眼症不一定表現為眼睛乾澀,有些人反而因為平時眼睛太乾,而出現反射性淚水分泌,造成眼淚流個不停,嚴重時眼睛會紅腫充血,也是乾眼症的指標之一。

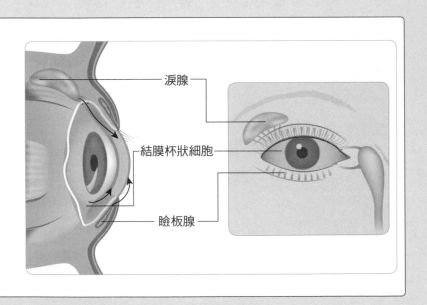

涙腺

結膜杯狀細胞

瞼板腺

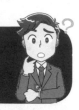

Q6 為什麼會發生眼結石？該如何避免？

眼結石跟大眾認知的一般結石不同，一般結石（如腎結石、膽結石）是因為體內的礦物質結晶沉積，眼結石則是因為「皮脂腺阻塞」。

當眼睛長期受異物刺激，導致結膜發炎、表皮細胞組織不正常增生，或是結膜腺體的分泌物增多，這些外來異物、汰換的表皮細胞、分泌物混合累積成硬塊，會堵住眼皮內側的皮脂腺，形成黃白色的小顆粒，就稱為眼結石。

事實上，眼結石並不少見，只是大多數人不會感覺到它的存在，所以很難主動發現，通常都是接受其他眼部檢查時才得知。如果發現自己有眼結石，不必過於驚慌，只要不影響日常生活、眼睛沒有刺痛感，往後只要定期追蹤即可。

好發族群

因為眼淚分泌不足，導致眼球容易受感染的乾眼症患者，以及過敏性結膜炎、慢性結膜炎的患者，都容易產生眼結石。

除此之外，有些人因為體質或生活習慣，像是通勤上班的機車族、隱形眼鏡族、需要畫眼妝的上班族，也容易反覆發生眼結石。

正確治療

　　如果眼結石的狀況輕微，未造成眼部不適，就不一定要處理，因為除掉結石會使角膜留下疤痕，反而有可能造成不舒服。如果眼結石造成異物感或是輕微癢感，可以透過冰敷舒緩不適。

　　然而，若進一步發現結石明顯凸起，看起來像是眼睛

眼睛小百科

預防眼結石要從日常做起

若因為眼結石經常復發，常常需要用針頭挑掉，結膜表面結痂後會變得凹凸不平，既容易卡老廢物質，也會有異物感，所以最好的辦法是從日常生活著手預防。

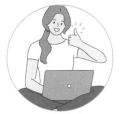
不長時間使用3C產品，應定時閉眼休息，讓淚液滋潤眼球。

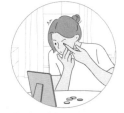
多注意隱形眼鏡的清潔與保養，覺得眼睛不舒服就立刻停止配戴。

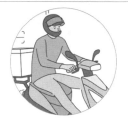
騎車族選擇有防風鏡或面罩的安全帽，減少與髒空氣接觸的頻率。

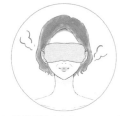
每天熱敷增加淚液分泌量，維持腺體通暢。每次勿超過10分鐘。

裡面長青春痘，而且有明顯的疼痛感或持續流淚等症狀，就要去找眼科醫師，請醫師用小針挑出結石，再按時點眼藥水。如果疏忽不就醫，結石體積越來越大，持續摩擦角膜可能導致角膜發炎、感染，嚴重時甚至影響視力。

7 眼中風有前兆嗎？和腦中風有何關聯？

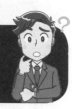

眼中風有兩種情況，第一種是比較罕見的「視神經中風」，好發於年長者，是眼睛與大腦之間的視神經發生急性缺血病變，若沒有在發病後的2週內做緊急處理，將嚴重影響視野和明暗對比敏感度，甚至導致失明。

第二種「視網膜中風」是視網膜上的動脈或靜脈血管出血阻塞，導致突發性的視力減退或短暫失明。通常來說，當阻塞發生在中央動脈或靜脈，會比發生在分支動脈或靜脈更加嚴重，尤其是中央動脈阻塞時，若沒有在2小時內疏通血管，使血液順暢流通，日後想要恢復視力的難度相當高。

眼睛的血管為什麼會阻塞呢？可能成因有兩個，一是「眼內血管阻塞」，也就是眼睛動脈粥狀硬化，使血管通道變窄或栓塞，硬化的動脈也可能壓迫到靜脈，阻礙靜脈的血液流通，導致視網膜內層缺血甚至壞死。二是「全身

性動脈硬化」，經常是高血壓、高血脂、糖尿病引起動脈硬化，造成身體各部位的血管阻塞。

當心眼前突然變黑

眼中風的早期徵兆是暫時性黑矇症，患者的視野會突然變暗，好像被人用布蓋住眼睛。通常這種狀況只會維持數秒，最多不超過10分鐘就會恢復正常，因此很多人不以為意，沒有積極就醫。

眼睛
小百科

眼中風的危機

眼中風可能導致腦中風，如果單眼視線突然一片黑，出現疑似暫時性黑矇症的情況，就要趕快就醫檢查，以免血栓進一步阻塞腦血管。

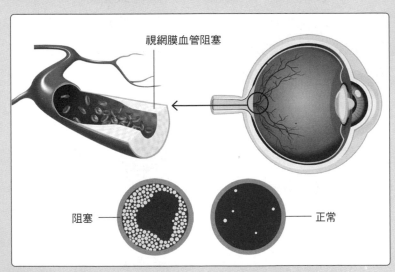

視網膜血管阻塞

阻塞

正常

然而，暫時性黑矇症會復發，一旦血栓越來越大，就可能阻塞視網膜血管，造成眼中風進而失明，甚至阻塞腦血管，造成腦中風。

如果曾經發生暫時性黑矇症，最好盡快調整作息、戒菸戒酒，也要多吃原型食物、保持適當運動習慣，並且定時追蹤病情，從根本開始預防。

好發族群

眼中風患者從20歲的年輕人到80歲的老年人都有，三高、酗酒、吸菸、體重過重、經常熬夜、睡眠不足都是罹患眼中風的高危險因子。

正確治療

醫師會注射藥物來降低眼壓，再用血管擴張劑分散血栓，藉此減少視網膜壞死的範圍。如果效果不好，評估患者狀況後，可能注射類固醇到眼球玻璃體，或是做視網膜局部雷射光凝固術，來改善視力。

Q8 「電腦視覺症候群」有哪些症狀？

隨著科技進步，3C產品越來越發達，現在很多人都

是「跨裝置使用者」，眼睛每天都在手機、平板、筆電、桌電、智慧穿戴的螢幕之間來回工作，使得越來越多人受到電腦視覺症候群之苦。

電腦視覺症候群（Computer Vision Syndrome，簡稱CSV）是一種新型文明病，誘發主因是長時間使用電腦。由於眼睛無時無刻緊盯螢幕，眨眼次數減少導致眼球表面的水分蒸發乾澀，如果處在濕度太低的空調辦公室，可能引發慢性結膜炎或乾眼症狀。

除此之外，由於長時間看近處，睫狀肌始終保持緊繃狀態，再加上不良的姿勢與視線角度，以及光線不足、螢幕炫光的影響，不但令人眼睛疲勞，頭還會有麻麻脹脹的感覺。

症狀

如果一天使用電腦超過2小時，發覺眼睛乾澀、疲勞、腫痛、充血、畏光、過敏增加、視力模糊，偶爾會有頭痛、肩頸酸痛等症狀，卻檢查不出近視度數加深或其他眼睛疾病，就要懷疑是CSV作祟。

正確治療

當CSV的症狀明顯干擾日常生活，建議盡快就醫，通常醫師會用藥物減輕症狀，例如使眼球肌肉放鬆的眼藥水、消除發炎反應的消炎藥物、使眼睛保持溼潤的人工淚液等。只要依照囑咐按時用藥，改變用眼習慣，就能擺脫

6招擺脫惱人的CSV症狀

CSV的症狀若不加以改善，時間一長容易併發結膜炎和乾眼症，甚至是更嚴重的眼疾病變。因此，若真的必須長期使用電腦，以下提供6個可以改善及預防CVS的方法。

1

配一副度數較低的電腦專用眼鏡，減緩眼睛長時間看近的吃力感。

4

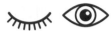

多眨眼，或閉上眼睛休息一下，讓淚液滋潤眼球。

2

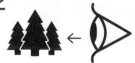

每隔一段時間就讓眼睛休息，望向遠方調整眼睛焦距，放鬆睫狀肌。

5

每天工作後，熱敷眼部以促進血液循環。

3

在桌上放一杯水或水氧機，提升環境溼度，眼睛較不容易乾澀疲勞。

6

確保光源充足，而且光源不可以直射螢幕，以免產生反光。

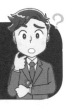

Q9 熬夜、壓力大，眼睛也會過勞死？

30多歲的黃先生在公司擔任部門主管，他為了拚事業，經常連續熬夜加班。幾個月前開始，黃先生覺得眼睛視力有些模糊，但是並未放在心上，以為只要多休息就會好轉，直到有一天右眼突然視力模糊，只能看到眼前的5根手指，才趕忙到眼科求助。

檢查後，醫師發現黃先生的視網膜中央有一小顆突起，還有液體從中流出，診斷為「中央漿液性視網膜病變」，也就是俗稱的眼睛過勞死。

中央漿液性視網膜病變是一種眼睛黃斑部的病變，在眼科門診並不少見，每個月都會接獲好幾個個案，其中以20～40歲的男性居多。多數患者會覺得視力模糊、視野中央有盲點、看東西變昏暗，或是看表格時直線扭曲。

此一病變與生活型態息息相關，大部分是因為疲勞與壓力導致交感神經興奮、內分泌失調，使得眼球組織液滲出，聚集在黃斑部區域，讓黃斑部突起水腫，於是視力受損。患者大多是單眼發作，也可能兩眼同時發生。

雖然中央漿液性視網膜病變的視力預後良好，通常在2～3個月內可以自行恢復正常，但只要發生過一次，以後復發的機率就會比一般人高。也有極少數患者的視力無法恢復，留下色覺受損、影像扭曲的後遺症，甚至是失明。

正確治療

　　黃斑部水腫大多會自行吸收，目前治療方式以調整生活作息、讓眼睛適度休息為主。患者須停用類固醇藥劑，醫師可能會開立口服消炎藥、利尿劑以及眼藥水，協助控制眼睛的發炎與水腫，並持續觀察病情變化。

　　假使症狀在發生後的4～6個月都沒有改善，或是重複發作多次，可以考慮做雷射治療，來促進視網膜下積水的吸收。

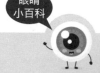

眼睛
小百科

黃斑部示意圖

黃斑部位在正對著瞳孔的視網膜中央，直徑僅約0.55公分，因為略呈黃色，故命名為黃斑部。它負責接受光線刺激形成影像，是我們看東西時最重要的視網膜部位。但凡此處發生病變，就會導致視線模糊、中央視野缺損、色覺敏感度下降、影像扭曲變形等症狀。

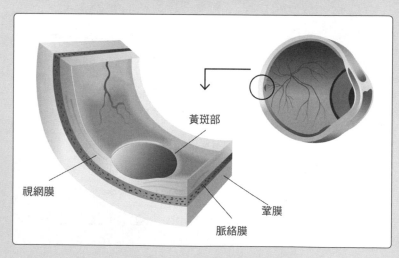

黃斑部

視網膜

鞏膜

脈絡膜

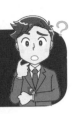

Q 10 | 晚上看不清楚，我有「夜盲症」嗎？

　　人類在晚上的視力原本就比較差，但是，如果你的視力在白天沒有異狀，隨著天色變暗才看不清楚周遭景象，或是在光線不足的室內活動有困難，就要懷疑是夜盲症找上門。

　　判定夜盲症最簡單的方式，是患者處在黑暗中5分鐘仍伸手不見五指。此外，患者會因為看不清楚對向來車，而無法在晚上開車，或發生半夜起床上廁所時，因為看不清楚動線而撞倒家具等日常生活的困擾。

　　夜盲症與視網膜上的感光細胞有關。感光細胞有兩種，一種是可以辨別顏色，對強光較為敏感的「錐狀細胞」，另一種是可以分辨光線明暗，對弱光較為敏感的「桿狀細胞」。夜盲症患者的桿狀細胞受損，所以在夜間無法辨識物體的灰階，也就難以適應光線昏暗的環境。

夜盲症成因有先天型與後天型

　　最常見的先天型夜盲症是色素性視網膜炎，患者從幼童時期就會出現徵兆，且夜間視力隨著年紀越大衰退得越嚴重，甚至有可能失明。

　　後天型夜盲症的成因有很多，高度近視、白內障、青

眼睛
小百科

3招改善和預防夜盲症

目前無論是先天型或後天型夜盲症，都無法根治，嚴重的話還會有青光眼、白內障、圓錐角膜等併發症，只能盡早發現、盡早控制，延緩病情惡化的速度。

1 適當補充維生素A：最好的方式是從天然食物中補充，包括蔬菜、魚類和水果。由於是脂溶性維生素，記得要和油脂一起烹煮，才能吸收完整營養。

蔬菜類來源	魚類來源	水果類來源
紅蘿蔔　綠花椰菜	鮭魚　鰻魚	木瓜　芒果

2 血糖控制：減少糖分攝取，糖尿病患者將空腹血糖值控制在標準範圍內，可以降低視網膜病變的機率。

3 注意烈日與防曬：避免紫外線過度照射使視網膜細胞加速老化，降低罹患白內障、青光眼，進而導致夜盲症的風險。

遮陽3件組

 墨鏡　　 寬沿帽　　 陽傘

光眼、糖尿病都有可能引起，其中以糖尿病尤為常見。糖尿病患者可能因為血糖太高，引起血液循環障礙，當血液無法運輸養分到視網膜，視網膜的感光細胞和色素細胞會退化壞死，進而造成糖尿病視網膜病變，以及夜盲症。

除了糖尿病之外，如果患有肝、膽、胰臟的相關疾病，導致身體吸收脂溶性維生素（A、D、E、K）的能力受限，就會嚴重缺乏維生素A，進而引發夜盲症。

正確治療

對於先天型夜盲症，我們目前還沒有效果顯著的治療方法，只能搭配藥物與飲食舒緩病況。如果是後天型夜盲症，由於維生素A是構成感光細胞色素最重要的原料，夜盲症患者應適當補充維生素A，並治療全身性疾病，才能有效改善夜間視力。

Q11 什麼是「視網膜剝離」？我會失明嗎？

很多人都聽過視網膜剝離，也都聽說「這個病可能會讓人失明」、「是很嚴重的眼睛疾病」，但卻對於它的成因或症狀不甚了解。從字面上來看，視網膜剝離就是視網膜脫離了原本的位置，進而影響視力。

視網膜是一層薄薄的組織，可以再粗分成色素層與神經層，其重要性如同相機的底片，是讓我們體驗色彩與光影的重要構造。

視網膜靠著它外面的脈絡膜供給營養，如果視網膜的神經層發生病變，與色素層分離脫落，就是所謂的視網膜剝離。若未及時治療，神經層會喪失營養來源而逐漸退化，久而久之便造成不可逆的視力損傷。

相機底片沒了，隨時可以換上新的，眼睛的視網膜卻非常珍貴，目前仍無法以人工置換。

視網膜一旦剝離，必須在波及到中央黃斑部之前盡快處理，讓視網膜復位，才有機會恢復剝離前的視覺功能。假使剝離範圍超過黃斑部中心，雖可以透過手術保留部份視力，但回復原有視力的可能性趨近於零。

成因

- **裂孔性視網膜剝離：**視網膜產生裂孔，造成玻璃體內的液體沿著裂孔，滲入視網膜的神經層與色素層之間，造成兩層分離（見第87頁圖）。這是臨床上最常見的視網膜剝離，大多是近視度數過深、眼睛老化造成視網膜變薄，或是長期用力揉眼睛等外力、外傷所致。
- **滲出性視網膜剝離：**由於腫瘤、眼內嚴重發炎或其他原因，導致脈絡膜血管漏出大量液體，滲入視網膜縫隙，導致視網膜剝離。
- **牽引性視網膜剝離：**視網膜與玻璃體在正常情況下是緊

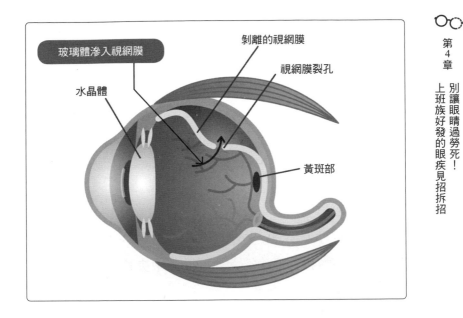

玻璃體滲入視網膜

剝離的視網膜

視網膜裂孔

水晶體

黃斑部

密連結，但若玻璃體表面發生病變，出現異常的纖維組織增生，會收縮並拉扯視網膜，造成視網膜剝離。糖尿病視網膜病變、早產兒視網膜症、視網膜中風等病症，都可能引發這一類續發性剝離。

症狀

　　視網膜剝離時，不會產生明顯的疼痛感或不適感，但是看東西時會發現影像扭曲、看見的顏色與實際顏色有落差、視野內出現一大片黑影，還有一些人會看到黑點或蜘蛛絲不斷飄動，或是突然看到閃光。

　　這時候，千萬別催眠自己「休息一下就沒事了」，必須盡快接受眼部檢查，確認那些黑點究竟只是飛蚊症，還

是更嚴重的視網膜剝離。

好發族群

撇除不可預期的外傷和外力，有些高風險族群不可不多加小心。舉例來說，500度以上的中高度近視患者因為眼軸長，視網膜變得相對薄，發生剝離的機率比一般人高出許多。

另外像是家族遺傳、糖尿病、眼球曾受傷、閃光突發性之飛蚊症等等，也是視網膜剝離的風險因子，如果有這些情況，平時務必要小心保護眼睛，更要避免從事傷眼的活動。

正確治療

目前的手術方式有4種，除了第一種視網膜雷射是門診手術，其餘皆需要住院治療。

視網膜雷射手術：用雷射在視網膜裂孔的周圍燒出疤痕，結痂之後可防止視網膜移位。適合早期發現的視網膜退化或裂孔。

氣體網膜固定術：將會膨脹的氣體注入玻璃體，利用表面張力加壓，再用冷凍或雷射固定回到原位的視網膜。適合視網膜剝離初期，破洞較小且數目少的患者。

鞏膜扣壓植入術：將矽膠植入到眼球外壁並扣壓，由外而內封閉裂孔。

玻璃體切除術：先切除不佳的玻璃體，吸出視網膜下

的多餘液體，再用雷射封閉裂孔，並依病患狀況灌氣或灌油，使視網膜貼回。適合有巨大視網膜裂孔、玻璃體出血或復發性視網膜剝離的患者。

Q12｜眼前看到小黑點，這是不是「飛蚊症」？

飛蚊症是相當常見的眼科疾病，簡單來說，眼球內的玻璃體退化或病變，就有可能出現飛蚊症。

若將眼睛看成一顆皮球，玻璃體所在位置就是皮球中央充氣的部份。玻璃體的成分類似半流動的黏稠液體，含有大量玻璃體纖維及水分，以及少量的細胞，與眼球壁最內層的視網膜緊密結合在一起。

玻璃體正常時，移動性及新陳代謝都很低，在功能上除了透光之外，還充當眼球的避震器，可以吸收眼球所受的外力，保護視網膜不受傷害。

隨著年齡增長或是近視度數加重，玻璃體纖維會因退化而發生液化現象，殘留的玻璃體纖維會脫離原本位置，在液化的玻璃體腔內飄浮游離。當眼睛注視白色背景物時，光線將這些纖維的影像投射於視網膜上，於是眼前出現飄忽不定的圓形、橢圓形、點狀、線狀等，如蚊蟲飛舞一般的景象，所以稱為飛蚊症。

如何區分視網膜剝離和飛蚊症

飛蚊症與視網膜剝離的初始症狀有些類似，但是預後截然不同。由於大多數患者的飛蚊症是玻璃體液化所造成，如果發生後形狀與數目未明顯改變，只有在向上看光亮處或是眼睛疲勞時，會看見小塊黑影晃動，但平時對視力沒有太大影響，就不用過於在意。

然而，如果飛蚊出現時數量多而且很大片，在短時間內黑影不斷增加，或者眼前出現陣陣閃光，就表示玻璃體異常混濁及纖維化，並且牽扯視網膜。

這些情況就不是單純的飛蚊症，而可能是視網膜裂孔、剝離或玻璃體出血等，要立刻找眼科醫師檢查，做必要的預防或治療。

 醫師小叮嚀

高度近視患者的玻璃體液化後，殘留纖維可能會與周圍的視網膜緊密相連，如果過度牽扯，可能在視網膜上造成裂孔，而引起視網膜剝離。另外，糖尿病患者突然產生飛蚊或大片模糊時，玻璃體出血的可能性相當高。

以上這兩種患者在第一次產生飛蚊，或是飛蚊症狀加重時，都要立即就醫詳加檢查，以了解是否需要進一步處理。

後玻璃體剝離造成的飛蚊症

後玻璃體剝離是玻璃體退化的更進一步，其進展過程如下圖。唯一的症狀是飛蚊症（通常是視野外側出現環狀黑影和黑點），大多不會影響視力，但是無法復原，也可能造成視網膜裂孔或剝離、玻璃體出血而影響視力。所以，一旦飛蚊症起變化，就應趕緊就醫。

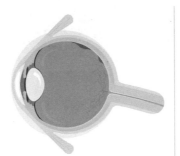

1 一開始只有小範圍的玻璃體與視網膜分開。

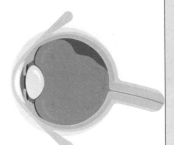

2 玻璃體進一步脫離視網膜。

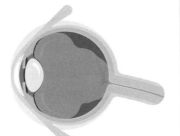

3 後半部玻璃體幾乎完全脫離視網膜，只剩下後端和視神經及黃斑部相黏。

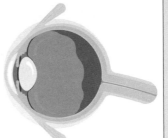

4 後半部玻璃體的纖維完全脫離視網膜，半懸浮在眼睛裡，於是眼前產生黑影。

爺奶這樣顧目睭！
長輩的眼部疾病和
治療照護

銀髮族視力退化的原因，除了常見的老花眼，還有因水晶體變混濁造成白內障、眼壓變高造成青光眼等。再加上現代人多有三高問題，容易併發其他更棘手的眼疾。雖然醫療的進步讓一些眼疾變得不再可怕，但若病情惡化傷到視神經，喪失的視力就是大羅神仙也難救！

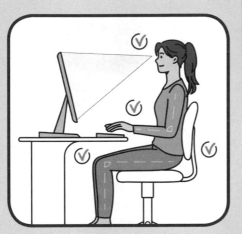

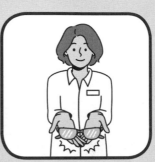

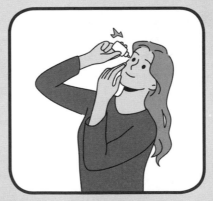

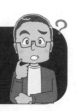

Q1 為什麼上了年紀會莫名流「目油」？

　　常見高齡長輩無緣無故流「目油」（台語，又作流眼油），即使沒有打哈欠，眼內也沒有異物，卻總是整天淚眼汪汪。別以為這是正常現象，只要擦乾淨就好，若沒有及時對症下藥，任憑眼睛溼了又乾、乾了又溼，不但會影響視力，還可能引起發炎、感染，甚至更嚴重的病變。

鼻淚管阻塞

淚水從眼睛上方的淚腺分泌，濕潤眼球後，變成眼淚滴出來，多餘淚水會從淚點回收，再經過淚管、淚囊、鼻淚管，最後通往鼻子。當鼻淚管因為老化退化而管徑萎縮，或因為病菌入侵引起黏膜發炎而阻塞，眼淚就無法由正常途徑排除，於是從眼瞼流出來。

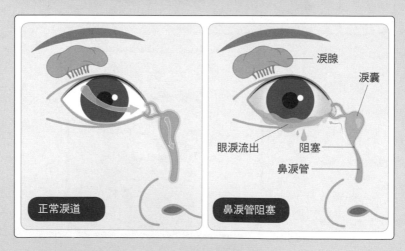

正常淚道

鼻淚管阻塞

淚腺
淚囊
眼淚流出
阻塞
鼻淚管

水狀目油：鼻淚管問題或眼睛疾病

　　從眼睛的分泌物來看，流目油有兩種情況。如果分泌物呈水狀，有兩個可能成因：一是淚管不暢通，多是因鼻淚管阻塞造成。正常情況下，淚水會從淚點經過鼻淚管排入鼻腔，當鼻淚管不通，眼淚就積在眼瞼邊緣不斷往外流。解決方式是用生理食鹽水沖洗淚道，或用淚管通條做疏通，嚴重者可考慮以手術改善。

　　另一個成因是眼部疾病，如結膜炎、角膜炎、角膜破皮、角膜潰瘍等，使眼睛反射性分泌眼淚來殺菌或潤滑。這些疾病還會伴隨眼睛灼熱、刺痛、畏光、視力模糊等症狀，必須盡快到眼科治療。

黏稠狀目油：乾眼症或異物刺激

　　如果分泌物呈現黏稠狀，成因主要跟眼結膜有關。結膜是眼球表面的一層黏膜，會分泌黏液來潤滑眼球。乾眼症患者因為眼睛乾澀，會促使結膜產生更多分泌物，於是常有流目油的情形。另外像是受到汙染的髒空氣、肉眼看不見的懸浮微粒與花粉，也是使結膜黏液分泌增加的常見原因。

　　若家中長者沒有鼻淚管阻塞或其他眼部疾病，卻出現大量流目油的情況，可以先從調整飲食開始保養，多攝取富含Omega-3的亞麻仁油、魚類、核桃，以及具有維生素

A、C、E的蔬果，幫助眼睛黏膜正常分泌。

如果情況日漸嚴重，總是覺得視線模糊，或是有乾眼症的徵兆，就一定要接受醫師檢查和診斷，不能只點人工淚液，或自作主張到藥局買眼藥水，以為點個幾天就會痊癒，反而延誤治療的黃金時間。

Q2 何謂「黃斑部病變」？哪些人是高危險族群？

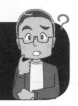

黃斑部病變是一種退化性疾病，在先進國家是造成失明的主因之一，由於初期症狀不明顯，且通常只發生在一眼，因此患者很難察覺視力改變。

一開始，大部分患者會覺得看東西有點模糊，好像老花眼；漸漸地，中央視覺會變得灰灰暗暗。等到病情加重，視線正前方會出現一圈圈黑點，然後黑點慢慢擴大，影像扭曲變形。

黃斑部病變分成兩種，90%是乾性病變，10%是濕性病變。乾性黃斑部病變對視力的影響較小，黃斑部的退化速度也較慢且緩和。

濕性黃斑部病變比乾性嚴重許多，是由於黃斑部後面的脈絡膜出現不正常增生的血管，這些新生血管很脆弱，容易滲出液體，造成黃斑部水腫或出血，可能在短短幾週

內導致視力大幅衰退，甚至是失明。

要檢查自己有沒有黃斑部病變，最簡單的方法是做方格子試驗，也就是利用「阿姆斯勒方格表」。受試者輪流遮住一隻眼睛，用另一眼看方格，如果出現扭曲，或是正方形變成平行四邊形，就代表黃斑部出了問題。

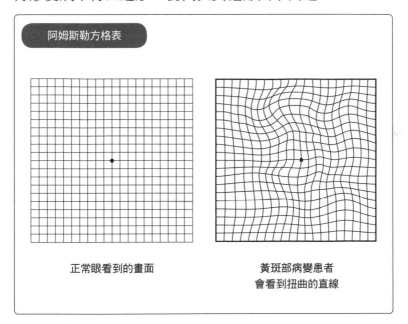

阿姆斯勒方格表

正常眼看到的畫面　　　　黃斑部病變患者
　　　　　　　　　　　會看到扭曲的直線

症狀

● 看東西時，視線模糊不清，中心處變暗。

● 直線看起來彎曲，嚴重時無法閱讀、辨識臉孔。

● 立體感變差，可能出現開車時難以拿捏行車距離、手機打字看不清楚按鍵等生活困擾。

● 色覺減少、對比敏感度降低，看到的景物顏色變淡。

黃斑部病變的類型與症狀演進

黃斑部接受光線後可以形成影像,但是光的紫外線會刺激自由基產生,經年累月便對黃斑部造成破壞。除此之外,現代人廣泛使用3C產品,螢幕藍光也會對黃斑部造成氧化傷害,而逐漸產生病變。這時候,如果還不改變用眼習慣,中央視野就會逐漸暗成一片,嚴重降低生活品質。

黃斑部病變的病程變化

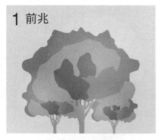

1 前兆

視線稍微變暗變霧

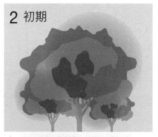

2 初期

中央視野出現一圈一圈黑影

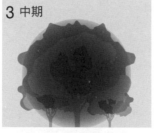

3 中期

黑影逐漸擴大

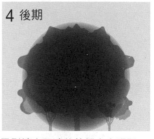

4 後期

黑影擴大至遮蔽整個中央視野,
導致無法閱讀、辨識人臉

黃斑部病變的類型

健康眼

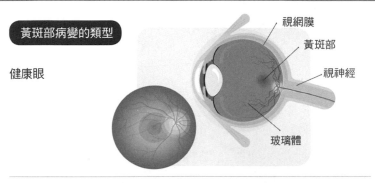

視網膜
黃斑部
視神經
玻璃體

乾性黃斑部病變
年紀老化，使視網膜黃
斑部上逐漸產生退化組
織的沉積物

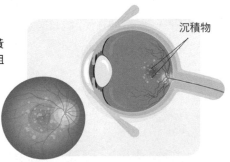

沉積物

濕性黃斑部病變
新生血管滲出液體，堆
積在視網膜與黃斑部

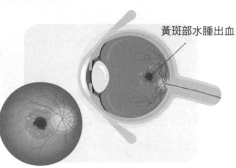

黃斑部水腫出血

好發族群

　　黃斑部病變通常與老化退化有關，然而吸菸和近視也是高危險因子。另外，在強光底下工作的人，例如農夫、漁夫、軍警人員，以及經常接觸強光或閃光的攝影師、燈光師等族群，都要注意減少強光刺激，以免黃斑部提早發生病變。

預防

● 不吸菸，吸菸者罹患此病的機率比一般人高出2～5倍。
● 妥善控制血糖與血壓，患有糖尿病或高血壓的中老年人，應定期檢查眼底功能，及早發現黃斑部的變化。
● 注意眼睛防曬，出門要配戴抗UV太陽眼鏡，在室內用3C產品時，可配戴抗藍光眼鏡。

正確治療

　　對於濕性黃斑部病變，可以用雷射及眼內藥物注射治療。眼內藥物注射是將消水腫藥物直接注入玻璃體，目的是減少黃斑部積水、清除出血，也讓脈絡膜的新生血管萎縮變小。注射的次數因人而異，有些人需要長期注射，有些人注射幾次後，視力就趨於穩定。

　　乾性黃斑部病變截至目前為止沒有立即有效的治療方法，只能以延緩症狀代替治療，建議均衡攝取含有維生素C和E、鋅、葉黃素等抗氧化物的食物或保健品，增加黃斑部中和光線的能力。

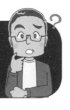

Q3 糖尿病和高血壓，與視網膜病變有關嗎？

　　50多歲的林先生患有高血壓，這天起床時，突然發現右眼的視力模糊。眼科醫師檢查後，發現他的右眼視網膜動脈已經阻塞。原來，林先生平時不覺得身體有異狀，便沒有按時服用降血壓藥物，沒想到，氣溫轉涼使血管收縮，引起血壓升高，眼部血管就發生出血、阻塞。

　　三高疾病（高血壓、高血脂、高血糖）是中年以後常見的3種慢性疾病，看似與眼睛無關，殊不知是視網膜病變的危險因子。

　　以高血壓來說，當體內血壓一時飆高，可能導致視網膜血管阻塞，初期會產生視力模糊、眼前出現飄浮物或黑影等症狀，用藥物治療大多可以好轉，但若延誤就醫，也有造成失明的可能。

　　至於高血糖造成的糖尿病，因為患者缺少胰島素或胰島素阻抗，導致身體無法吸收利用血糖。器官長期缺乏血糖，會漸漸營養不良而衰敗，尤其是布滿血管、養分需求度高的眼睛，更容易發生色覺能力下降、視網膜病變、白內障、青光眼等併發眼疾，其中以視網膜病變最為常見，稱為「糖尿病視網膜病變」。

　　其導因在於，當視網膜微血管長期輸送含高糖分的血液，血管組織會脆化，導致血管變窄或阻塞，於是容易出

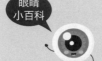

糖尿病視網膜病變常發現的眼底狀況

健康的視網膜眼底攝影,會得出清晰乾淨的照片。若是罹患糖尿病視網膜病變,眼底攝影的結果可能呈現密密麻麻的新生血管、滲出液、出血和微血管瘤,布滿了視網膜。

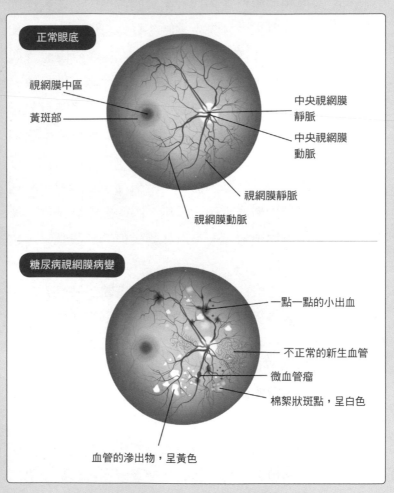

正常眼底

視網膜中區

黃斑部

中央視網膜
靜脈

中央視網膜
動脈

視網膜靜脈

視網膜動脈

糖尿病視網膜病變

一點一點的小出血

不正常的新生血管

微血管瘤

棉絮狀斑點,呈白色

血管的滲出物,呈黃色

血、滲漏。漏出的液體若堆積在視網膜，就造成視網膜水腫，若堆積在黃斑部，就造成黃斑部水腫。

當視網膜微血管一一受損，眼睛為了獲得營養會增生新的血管，但這些新生血管缺乏一般血管的正常結構，除了會漏水、漏血，更可能拉扯視網膜，造成視網膜反覆出血與結疤，而結疤組織又繼續拉扯視網膜，惡性循環之下可能產生牽引性視網膜剝離。

更糟糕的是，如果這些新生血管延伸到虹膜組織，阻礙房水流通的管道，還會引發新生血管性青光眼，導致嚴重的視力喪失。

眼疾惡化突然，三高患者應定期檢查

了解高血壓、糖尿病與眼部疾病之間的關係後，三高患者應更加注重病情控制與定期眼科檢查。三高雖然是慢性疾病，它們造成的眼疾卻往往來得突然，會在一夕之間奪去患者的視力。因此，建議三高患者每半年要接受一次眼底檢查，了解視網膜血管的病變情形，及早發現疾病並及早治療。

高血壓患者平時要按時服藥、氣溫變化時要注意保暖、避免太辣太燙的刺激性食物，還有早上起床時不要立刻下床，以免血壓瞬間飆升。糖尿病患者則要努力控制血糖，規律運動並依醫師指示調整飲食，避免高糖、高鹽、高油的重口味或精緻食物。

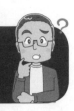

Q4 | 有近視的人，就不容易得老花眼嗎？

　　以往40～50歲中高齡者才會出現老花眼，現在很多人30歲就深受其擾，可見在經常性用眼過度的現代社會，年齡不再是老花眼的必要條件。

　　老花眼並非嚴重疾病，只是眼睛老化的現象，幾乎每個人都無法避免。原因在於，年輕的水晶體相當柔軟，隨著年紀增加會逐漸硬化，喪失變薄變厚的彈性。還有，睫狀肌因長年使用而肌肉疲乏，收縮能力逐漸變差，無法拉動水晶體來對焦。綜合這些因素，眼睛的遠近調焦能力下降，看近物變得越來越吃力，就是老花眼的初期症狀。

　　坊間流傳「只要得近視就不會得老花」的說法，其實是錯誤迷思。近視是指「眼軸變長，使影像落在視網膜前方」，老花則是「看近處的聚焦能力變弱」，兩者概念完全不同，所以近視的人還是會有老花。

　　之所以產生這種錯誤認知，是因為老花的度數會隨年齡增加，在某個時間點剛好抵消了近視的度數。一般40歲的人會有100度老花，而且每年增加大約10度，到了60歲度數就不太會改變。

　　假設60歲時老花300度，如果是近視300度的人，兩種度數會剛好抵消，因此看近時不會顯出老花症狀；如果是近視超過400度的人，就沒有互相抵消的效果。

老花眼的成因與鏡片矯正

老花眼是眼球內的水晶體、睫狀肌等部位正常老化的結果，一旦出現症狀就要適時配戴眼鏡，減輕眼睛對焦的負擔。

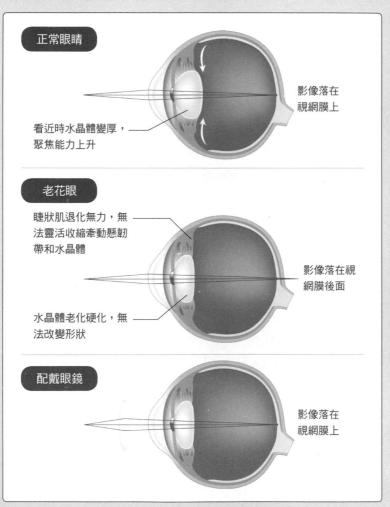

正常眼睛

看近時水晶體變厚，
聚焦能力上升

影像落在
視網膜上

老花眼

睫狀肌退化無力，無
法靈活收縮牽動懸韌
帶和水晶體

水晶體老化硬化，無
法改變形狀

影像落在視
網膜後面

配戴眼鏡

影像落在
視網膜上

好發族群

　　除了年長者是深受老花眼眷顧的族群，重度3C使用者、高度近視者、罹患早發性白內障者，都是老花眼提早上身的危險族群。另外，相較於有戴眼鏡的人，沒戴眼鏡的人更容易得老花，因為少了一層眼鏡的保護，眼睛直接暴露在紫外線與藍光之中，加速水晶體的退化。

正確治療

　　當你懷疑自己有老花的症狀，可以先給眼睛3天休息時間，或是增加環境光源，確認視力沒有改善再下結論。萬一真的是老花眼，有3個方法可以參考。

　　配戴老花眼鏡：近視或遠視患者可以考慮漸進多焦鏡片，同時解決看近、看遠的需求，並選擇自動變色鏡片，防止光線過度刺激眼球，減緩度數增加的速度。

　　置換人工水晶體：建議年齡55歲以上，合併患有白內障的族群，可考慮置換多焦點人工水晶體，一次改善老花與白內障問題。

　　進行老花雷射：做法和近視雷射相似，可以將優眼矯正到0度，負責看遠景，另一眼保留200度以內的近視度數，負責看近景與中景。

　　要注意的是，老花度數會隨著年齡加深，假如太早做雷射手術，可能過沒幾年就得重新戴上眼鏡，或是要進行第二次手術。所以，在術前要先跟醫師討論狀況與需求，才不會花了錢又白受罪。

醫師小叮嚀

也許有人好奇，如果曾經接受近視雷射，還可以再做
老花雷射嗎？答案是肯定的，只要醫師評估沒有其他
眼部疾病，角膜健康且厚度足夠，就能從以往的舊傷
口下手調整度數。另外，接受老花雷射後，即使未來
發生白內障而需要開刀，因為兩種手術的切口位置不
同，並不會有互相干擾的問題。

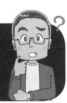

Q5 白內障有哪些成因？一定要手術治療嗎？

　　過了中年，若經常覺得看東西好像霧裡看花，可能是
白內障的問題。和老花眼相似，白內障也是水晶體老化退
化所致，過去認為是老年人的專利。遺憾的是，現代人普
遍用眼過度，30～40歲就受白內障所苦的人也不在少數。

　　在正常情況下，光線會穿過角膜和瞳孔，經由水晶體
折射，在視網膜形成影像。由於水晶體富含蛋白質，長年
接收光線後會發生變性，逐漸變得混濁，不如以往那麼透
明，於是視網膜接到的光線相對變少，人就會覺得看東西
霧霧的不清楚。

成因

● **老年性白內障：**此類型最常見，是水晶體隨著年紀自然老化的結果。可以依照水晶體混濁的位置，再細分成皮質型、核心型和後囊下型白內障。

眼睛
小百科

水晶體混濁造成白內障

白內障最常見的成因是水晶體老化，變得混濁不透明，以致光線無法順利穿透，到達視網膜。

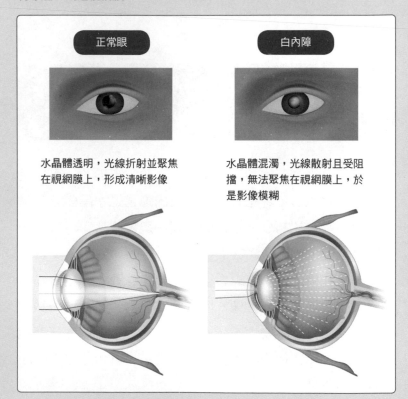

正常眼

白內障

水晶體透明，光線折射並聚焦在視網膜上，形成清晰影像

水晶體混濁，光線散射且受阻擋，無法聚焦在視網膜上，於是影像模糊

- **外傷性白內障：**眼球遭受外傷波及水晶體，而引發的混濁變化，通常是在受傷多年之後才演變成白內障。
- **後發性白內障：**因虹彩炎、青光眼、高度近視等其他眼部疾病，或是糖尿病、長期服用類固醇等健康問題，而引發的白內障。
- **先天性白內障：**發生機率非常低，是由於胎內感染、遺傳、染色體異常或其他情況，一出生或滿週歲即被診斷出白內障。

症狀

早期症狀有畏光、眩光、單眼複視、視覺模糊、近視度數加深、夜間視力變差等，當水晶體變得更混濁，視力會進一步下滑，並出現色覺方面的症狀，如：物體顏色變暗、色調改變，以及難以分辨對比色等。病程到後期時，會有嚴重視力障礙，甚至僅剩下些微的光覺視力。

預防

及早開始保養眼部，減少從事傷眼活動，就能降低罹患白內障的機率。舉例來說，做好眼睛的防曬措施，配戴有抗UV功能的眼鏡或太陽眼鏡，防止紫外線加速水晶體老化；適當補充富含抗氧化物的食物，也可以延緩白內障的發生。

更要注意的是，當眼睛出現疲勞不適，不要隨便使用眼藥水。有些標榜能消除疲勞的眼藥水含有類固醇或防腐

劑，長久接觸這些成分，會提高白內障、青光眼等眼疾發生的機率。最好是定期接受眼科健康檢查，好在發生異狀時，於第一時間盡快處理。

正確治療

以現有的醫療技術，白內障無法單憑藥物治療，最終要靠手術置換人工水晶體。初期白內障的影響程度不明顯，建議使用抗氧化眼藥水、補充抗氧化的保健食品，並定期回醫院追蹤。若症狀已嚴重影響工作與生活品質，且無法以眼鏡矯正時，就要考慮手術。

如果水晶體的混濁程度過於嚴重，也就是「白內障過熟」時，有可能產生青光眼等併發症，這時候千萬不能再拖延，必須接受手術治療。

傳統的手術方法是囊外白內障摘除術，用手術刀在角膜邊緣切出傷口，取出水晶體。這種方式的傷口較大且必須縫合。現今則是以超音波晶體乳化術為主流，先用超音波震碎水晶體再取出，傷口較小且恢復快。

白內障手術的技術已經成熟，失敗率很低，只是患者要注意做好術後照護，避免發生感染。例如：使用眼罩保護，按時點眼藥水，術後1個月內要小心意外碰撞，避免長時間低頭、猛力彎腰、提重物、游泳、泡溫泉等活動，以免影響傷口癒合的速度。多數人在術後2～3週內，視力就能趨於穩定。

Q6 準備做白內障手術，如何選擇人工水晶體？

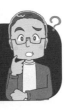

白內障是眼睛老化的現象，假使延誤治療不處理，嚴重時也會導致失明。如今置換人工水晶體的微創醫療相當進步，患者擁有更多選項，也有相當大的機會在術後恢復正常視力，維持高品質生活。

進行白內障手術的最佳時機因人而異，並非每個人都需要。通常建議，當視力模糊的程度已經影響日常活動，可以考慮盡早手術，因為水晶體變得越硬，手術就越費時費工，對眼睛的傷害也越大。另外，青光眼患者如果罹患白內障，經常導致青光眼加速惡化，所以也建議積極接受手術。

表5-1 認識飛秒白內障雷射術與超音波乳化術　　資料來源：三軍總醫院眼科部

	飛秒白內障雷射術	超音波晶體乳化術
截口方式	雷射電腦監控，傷口大小精準	用手術器械在角膜表面製作
截口大小	1.8～2.2mm	2～3mm
超音波所需能量	較低	根據白內障的硬度調整
術後恢復狀況	佳	佳
術後可能的併發症	高眼壓	角膜水腫、視網膜剝離
不適用族群	青光眼、高眼壓症	無
單眼價格	8萬～10萬不等	符合條件健保給付

目前廣泛執行的白內障手術是「超音波晶體乳化術」，過程含局部麻醉只需要30分鐘，健保規定年滿55歲即全額給付，且人人適用，成功率達95%。

如果預算足夠且沒有青光眼、高眼壓等問題，也可以選擇「飛秒白內障雷射術」，以飛秒雷射輔助超音波乳化術，進一步縮小傷口，術後恢復更快速。以上兩種方式的差異請見表5-1（第111頁）。

在人工水晶體方面，大致上可分為球面鏡及非球面鏡兩種選項，兩者的差異類似映像管圓弧型電視與液晶平面電視，後者的像素更高、影像外圍不會變形，也比較少有殘影。非球面人工水晶體還有單焦點與多焦點的選項，單焦點可以在手術過程中順帶矯正近視，多焦點可以一併解

表5-2 人工水晶體的種類				資料來源：三軍總醫院眼科部	
	球面鏡 單焦點	非球面鏡 單焦點	非球面鏡 散光 單焦點	非球面鏡 多焦點 （含雙焦及 三焦）	非球面鏡 散光多焦點 （含雙焦及 三焦）
健保是否給付	全額給付	自付差額	自付差額	自付差額	自付差額
清晰度	較差	優	優	優	優
矯正近視	✓	✓	✓	✓	✓
矯正散光	✕	✕	部分矯正	✕	部分矯正
矯正老花	✕	✕	✕	✓	✓
是否眩光	✕	✕	✕	✓	✓
單眼價格	0元	3萬～4萬	4萬5 千～6萬	6萬～9萬	9萬～11萬

眼睛
小百科

白內障手術的步驟（含飛秒雷射）

超音波晶體乳化術的手術過程約30分鐘，術前醫師會點散瞳劑讓眼部肌肉放鬆、瞳孔放大，以利手術進行，並且局部麻醉要開刀的那隻眼睛。手術後傷口小，通常不需縫合，而是讓傷口自然痊癒。

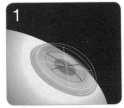

術前檢查，用儀器掃描測量水晶體規格

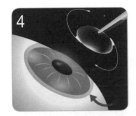

拿取人工水晶體

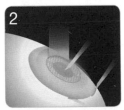

用飛秒雷射分解硬化的水晶體，並製作一個微截口，讓超音波探針進入眼內

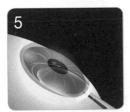

從微截口置入人工水晶體

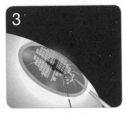

用超音波將晶體碎片乳糜化後，以吸除方式將碎片吸出

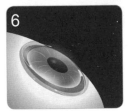

固定人工水晶體，手術完成

決老花眼，看近、看遠都方便。各種人工水晶體的差異請見表5-2（第112頁）。

事實上，最新型的手術方式不一定比較有效，重點是執刀醫生的技術。同樣地，最昂貴的人工水晶體也不一定比較好用，重點是有沒有符合病患日常用眼的習慣。舉例來說，非球面多焦點人工水晶體因為做了環狀設計，在夜間會導致明顯的眩光現象，如果是需要在夜晚開車的司機，就不適合使用。

如果平時沒有近距離用眼的習慣，選用一般的球面單焦點人工水晶體，就足以滿足日常生活視力，只是看近時需要配戴老花眼鏡。但如果是設計師、攝影師等講求視覺清晰度的患者，就可以選用非球面單焦點，或非球面多焦點人工水晶體。

置換人工水晶體後，許多患者隔天看東西就變亮、變清晰，視力重獲新生，連近視眼鏡、老花眼鏡都幾乎可以不用戴了。不過，這不代表度數從此固定不變，如果過度用眼的習慣不改，未來還是有可能要重拾眼鏡！

 醫師小叮嚀

手術後，白內障會復發嗎？有一種情況是「後囊袋混濁」，與新陳代謝旺盛、細胞活躍增生有關，越年輕的白內障患者越容易發生。這個問題不難解決，在門診透過雷射手術就能治療，不用過於擔心。

Q 7 眼睛周圍緊緊脹脹的，我得了「青光眼」嗎？

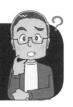

眼球為了維持形狀，需要保持一定的壓力，稱為眼壓。眼壓高低由房水的分泌和排出維持，若房水的循環平衡被打亂，眼壓就會升高。正常的眼壓應在20毫米汞柱以下，如果眼壓長期偏高，可能壓迫到視神經，造成視覺障礙、視野缺損甚至失明，這就是青光眼。

現代人工作壓力大又長時間用3C產品，常常有眼睛酸、脹、痛等症狀，很多人因而懷疑自己有高眼壓，害怕得了青光眼。事實上，高眼壓不一定有自覺症狀，只能靠儀器檢測才有辦法確認，而且眼睛的酸脹、緊繃通常是用眼過度導致的疲勞問題。

不過，如果眼睛酸脹的時候合併出現偏頭痛、噁心想吐、視力模糊等症狀，就要立刻就醫，請專業醫師診斷治療，因為這有可能是眼壓過高的徵兆，甚至是嚴重的急性青光眼。

青光眼症狀依類型而異

青光眼分為隅角開放性及隅角閉鎖性兩大類，隅角是指角膜與虹膜之間的夾角，眼球內多餘的房水可以從這個角排出體外，達到平衡狀態。

「隅角閉鎖性青光眼」是指隅角堵塞，房水無法順利排出，就存在眼內愈積愈多，導致眼壓過高。此類青光眼患者常有慢性頭痛，而且可能急性發作，引發視覺模糊、劇烈頭痛、噁心等症狀，此時若未緊急降低眼壓，有可能會造成失明。

眼睛小百科

不同階段的青光眼症狀

慢性青光眼又被稱為視力的小偷，因為初期症狀很難被察覺，等到眼睛出現視力減退，往往病程已經嚴重惡化。這個緩慢的病程可能長達10～20年。

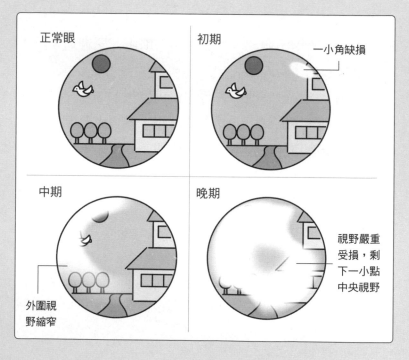

　　「隅角開放性青光眼」的隅角雖然正常開放，但是負責引流房水的小樑網功能發生障礙。此類型青光眼不易早期發現，雖然初期的視野會少一塊，但因為經常是單眼發作，而且人的兩眼視力會互補，所以通常感覺不到視野有減少。

　　很多青光眼患者在初期、中期的時候，視力都沒有問題，直到末期才突然發現視力模糊、視野缺損。正因如此，青光眼經常被稱為「視力的小偷」。如果本身是青光眼的高危險族群，應定期接受篩檢，追蹤眼壓、眼底、視野、視神經的狀況，才能及早發現，及早治療。

好發族群

- **眼壓值較高者：**正常眼壓落在12～20毫米汞柱，約血壓值的1/6。若每次量眼壓都高於20毫米汞柱，就要有所警覺。
- **年齡大於40歲：**隨著年紀越大，罹患青光眼的機率也越高。40歲時得到青光眼的機率約為1.5％，到了70歲就增加到7％。
- **青光眼家族病史者：**如果直系血親有青光眼，得到青光眼的機率會比一般人高出7～9倍，所以建議有家族病史者，18歲開始就要接受定期篩檢。
- 高度近視，或遠視加白內障患者。
- 糖尿病、高血壓、偏頭痛，以及血液循環不良，經常手腳冰冷者。

眼睛
小百科

兩大類型青光眼的成因

如果把眼球想像成一顆水球，當水持續灌入而不排出，水球會不斷膨脹直到爆炸。從醫學角度來看，當房水不斷增加而造成眼睛膨脹，眼睛周遭的神經就會受到壓迫而壞死，於是無法傳遞視覺訊息，視野就發生缺損。

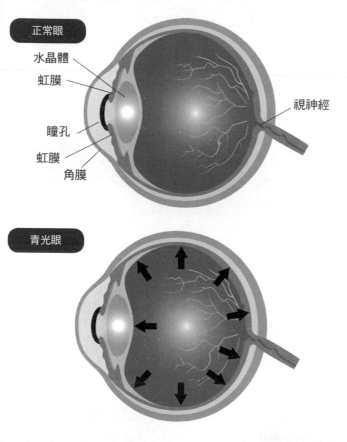

正常眼

水晶體
虹膜
瞳孔
虹膜
角膜
視神經

青光眼

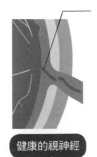

視神經

健康的視神經

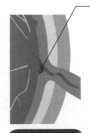

後期青光眼

受損的視神經

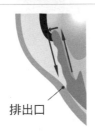

排出口

正常房水路徑

原因1：
小樑網排水
功能不良

原因2：
房水排出
口阻塞

隔角開放型青光眼

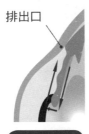

排出口

正常房水路徑

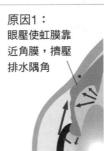

原因1：
眼壓使虹膜靠
近角膜，擠壓
排水隔角

原因2：
往前房的房水通
路在瞳孔處被水
晶體擋住

隔角閉鎖型青光眼

● 長期使用類固醇製劑者。

● 眼睛受過外傷，以及有虹彩炎、眼內腫瘤、眼內出血病史者。

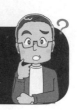

Q8 青光眼有哪些用藥選項？會有副作用嗎？

有位小姐因為眼脹疼痛，看東西模糊不清，到醫院檢查後發現眼壓是28毫米汞柱（正常眼壓應在20毫米汞柱以下），且視神經有輕微病變，視野也有部分缺損。醫師診斷為青光眼並開立眼藥水，按時點用後，眼壓降到15毫米汞柱。

她覺得眼睛脹痛的情形略有好轉，但眼睛發紅卻變得更嚴重，於是上網找了一些資料，發現醫師開的藥副作用很大。她想暫停用藥，但又怕青光眼不控制會失明，覺得萬分煩惱。由於類似狀況的病患很多，讓我們在此介紹青光眼的用藥。

青光眼5大類用藥

目前治療青光眼的主要藥物有以下幾類。

第
5
章

爺
奶
這
樣
顧
目
睭
！
長
輩
的
眼
部
疾
病
和
治
療
照
護

交感神經甲型促進劑

在台灣上市的有艾弗目，降眼壓的機轉主要是促進房水排除。此類藥物對心血管和肺臟功能較無影響，適合有心肺疾病的老年人選用。但它有一些特殊副作用，例如嗜睡或口乾舌燥，因為這種藥很容易通過腦屏障進到中樞神經系統。

儘管如此，由於這類藥物少有全身性副作用，很多開業醫師都把它當作治療青光眼的第一線用藥。

乙型阻斷劑

這類藥物使用至今已超過40年，在台灣上市的類似藥品很多，包括青眼露、美特朗、貝他眼等。它降眼壓的效果十分顯著，問題是會經由眼結膜、鼻黏膜及腸胃道吸收，而產生全身性副作用，如：心跳減慢、血壓降低、疲倦、壓抑呼吸功能，以及抑制中樞神經等。

有心臟功能不良、明顯心衰竭、支氣管氣喘者，不能用這種藥。如果醫師對病人的過往病史不清楚，通常不會把它當作青光眼的第一線用藥。

碳酸酐酶抑制劑

原本的碳酸酐酶抑制劑是口服藥，降眼壓效果相當卓越，但是服用後容易引起全身性副作用，包括：疲倦、腹瀉、肢體發麻、腎結石等，所以一般臨床上只用來輔助降眼壓。

為了減少副作用而發展出來的局部眼藥水，例如：舒露瞳、愛舒壓等，降眼壓效果雖然稍差，但副作用較少。常見的副作用是局部刺激，包括：灼熱及刺痛感、視覺模糊、口腔有異味、結膜炎等。

碳酸酐酶抑制劑可以和乙型阻斷劑並用，舉例來說，

眼睛
小百科

青光眼常見用藥的優缺點

沒有一種青光眼眼藥可以適合所有人，因為每種藥的機轉不同，也都有一些副作用，所以務必遵循醫師指示，不需多點也不可少點！

	機轉	優點	主要副作用	注意事項
交感神經甲型促進劑	增加房水排出	降壓作用久，無全身性副作用	嗜睡、口乾舌燥、眼睛泛紅、結膜炎	每天要點2～3次
乙型阻斷劑	降低房水生成	降眼壓效果明顯	全身性副作用：心跳減慢、血壓降低、疲倦、壓抑呼吸功能及中樞神經	氣喘、肺部阻塞疾病及心跳緩慢者不適用
碳酸酐抑制劑	降低房水生成	降壓作用維持8～10小時，副作用少	局部刺激，如：灼熱及刺痛感、視覺模糊、口腔有異味、結膜炎	每天要點2～3次
毛果芸香	增加房水排出	遠視或老花眼患者的接受度高	眼痛、頭痛、視野變差變暗、近視，長期會導致眼內慢性發炎	氣喘、急性角膜炎、急性虹彩炎者不適用
前列腺素	增加房水排出	每天只需點用1次，沒有心肺功能方面的副作用	影響外觀，如：眼睛發紅、虹膜與眼瞼顏色加深、眼睛周圍皮膚變暗	建議睡前使用

「康舒目」是舒露瞳加上青眼露的複方藥，對需要點兩種以上眼藥水的患者更加方便，不過因為含有青眼露，患有氣喘及心衰竭的病人要慎用。

毛果芸香

毛果芸香是治療青光眼最悠久的藥物，降眼壓的效果明顯，但副作用會造成瞳孔縮小，使人在光線較暗處看不清楚，對白內障患者的生活品質影響更大。此外，它也會造成睫狀體收縮，可能引發局部的眼眶疼痛，或是視野變差、產生近視等問題。

事實上，目前臨床上已儘量少用毛果芸香，因為它是一種生物鹼，長期使用會造成眼內慢性發炎以及白內障等問題。

前列腺素

這是比較新開發的降眼壓藥物，在台灣上市的有舒而坦、露明目、舒壓坦、利視即樂等。這類藥一般來說每天只需點用1次，因此病人的順從性高，有越來越多眼科醫師喜歡使用，再加上對心肺功能沒有太大副作用，是心肺疾病患者的好選擇。

不過，前列腺素最大的副作用是眼睛發紅，會影響外觀，所以通常建議睡前使用。其他常見的副作用還包括虹膜與眼瞼顏色加深、睫毛變長、眼睛周圍皮膚變暗、黃斑水腫等。

副作用難忍受，可與醫師溝通換藥

　　青光眼的治療藥物愈多，愈表示沒有一種藥可以適合所有病人。因此，青光眼並不是非要使用某種藥物不可。眼科醫師會根據患者的病情和生活型態，以及本身是否有其他系統性疾病來決定。

　　如果沒有氣喘、心肺系統等方面的疾病，在健保使用規範上，青眼露仍是降眼壓的第一線用藥。不過，患者如果覺得藥物的副作用難以忍受，或懷疑自己的身體狀況會影響用藥，可以與眼科醫師溝通，選擇其他副作用較少的藥物，並且持續追蹤用藥後的眼壓、視神經、視野等變化情況。

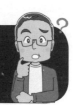

Q9 青光眼開刀沒那麼可怕！適合哪些病人？

　　當青光眼患者的眼壓控制不良，眼科醫師會與患者討論手術的必要性，但是大多數患者都對青光眼手術感到害怕。有些患者聽說做青光眼手術會失明，也有些患者聽說青光眼開刀沒有用，所以一聽到醫師建議動手術，直覺反應就是排斥。

　　對於需要靠手術控制眼壓的患者而言，如果沒有在適

當時機接受手術治療，常會造成病情進一步惡化，導致視覺功能變得更差。因此，為了避免青光眼手術給人的錯誤印象，拖累患者的醫療決定，我們要特別談一談青光眼手術的相關知識。

小樑網切除術最為主流

青光眼症狀主要是因為眼睛內部的壓力，高過眼睛所能忍受的程度所致，而眼壓升高主要是因為房水排泄不良，積聚在眼球內部。為解決房水堆積的問題，青光眼的手術方式分為兩大類，一是增加房水的排除，二是減少房水的分泌。

臨床上，增加房水排除是比較常用的手術方式，包括小樑網切除術、青光眼導管植入術等。小樑網切除術最常為眼科醫師採用，原理是在眼睛前房與結膜之間產生一個新通道，使眼壓降低。

另一方面，減少房水分泌的手術方法，是利用冷凍或雷射手術，破壞分泌房水的睫狀體，使其功能降低，達到房水分泌減少的目的。

由於減少房水生成的手術相當具有侵襲性，有1/3的患者可能在手術後發生眼球萎縮，所以這類型手術通常是保留到眼壓無法控制，或是青光眼很嚴重時，才會考慮施行。臨床上，當眼科醫師提到需要做青光眼手術，多半是指小樑網切除術。

3種情況應考慮做手術治療

　　青光眼患者應在什麼時候考慮手術治療呢？大致上來說，青光眼的治療方式有藥物、雷射與手術，並非所有患者都需要動手術。然而，一旦有下列情況，就要進一步考

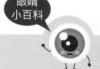

眼睛
小百科

青光眼的雷射治療

原理是利用特殊光波，燒灼或切開眼睛組織（如虹膜、小樑網、睫狀體等），讓房水的循環暢通，以達到降眼壓效果。雷射治療健保有給付，在門診施行即可，治療後仍須定期回診，追蹤眼壓。

有兩種青光眼患者必須優先考慮雷射治療，一是隅角閉鎖性青光眼，患者的隅角空間較為狹窄，可以在青光眼早期進行預防性雷射，拉開隅角空間，讓房水流通更順暢。二是隅角開放性青光眼，以藥物治療後效果不彰時，可能是小樑網的通透性不佳，這時可利用雷射拉開小樑網的間隙，加快房水排出的速率。

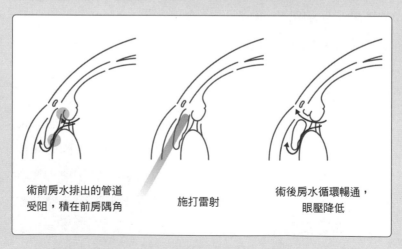

術前房水排出的管道
受阻，積在前房隅角

施打雷射

術後房水循環暢通，
眼壓降低

慮手術治療：

● 以藥物與雷射治療後效果不佳。
● 藥物治療產生難以忍受的副作用。
● 使用藥物後，眼壓控制良好，但是視野及視神經仍然持續惡化，代表藥物治療並不能有效控制病情。

　　那麼，為什麼青光眼患者之間會以訛傳訛，認為青光眼手術會導致失明呢？這可能有幾個原因。

　　一是患者在青光眼病程的非常後期才考慮接受手術，由於疾病本身已達末期，即使是仙丹也無法改善預後，因此就算做完手術，視覺功能依然持續惡化，甚至最終演變成失明。

　　二是有3％嚴重青光眼的病人，當他們的視野只剩下正中央一點點，做完手術後可能出於不明原因，造成中央視野隨之減少，故患者覺得手術之後視力變得更差。

不要拖到末期才做手術

　　儘管如此，對於大部分青光眼病人而言，如果不是在非常末期才動手術，且手術治療成功、有效降低眼壓後，皆能感到視覺功能進步，症狀有所改善。

　　青光眼手術在近年來有長足的進步，儘管如此，愈早正確診斷、愈早接受治療仍是首要關鍵。目前的醫療技術

並無法逆轉青光眼造成的視神經萎縮，現有治療都只能盡量讓未死亡的視神經維持功能。然而，正是因為這個事實，讓民眾覺得青光眼開刀後不會重見光明，因而害怕接受手術。

事實上，手術治療雖有一定的風險，但是隨著手術方式進步與新式手術發展，青光眼手術已經越來越安全且有效，若能早日經由專業眼科醫師檢查評估，選擇適當的開刀方式，大部分患者經過治療後，眼壓可以控制得更好，也擁有更健康的生活品質。

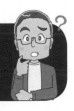

Q10 何謂「急性青光眼」？會出現哪些不適？

曾有一陣子，門診連續遇到好幾位急性青光眼轉診的患者。一位是內科急診照會的老太太，她的情況是血壓高且眼睛突然看不見；另一位老先生則是吃了感冒藥後，瞬間看不見。

經過檢查，他們的眼壓都超過50毫米汞柱，屬於典型的急性青光眼患者。這種情況如果處置不當，有可能造成失明，因此我們必須來認識急性青光眼。

青光眼分慢性和急性兩大類，慢性青光眼由於症狀不明顯，所以大部分患者是到了視力減退，或開始察覺不到

腳邊有東西時，才會注意到異狀。相反地，急性青光眼發作時眼壓急速升高，會有眼球脹痛、視力模糊、頭痛、噁心等系統性症狀，因此患者比較容易察覺。

然而，頭痛、嘔吐等症狀有時會比眼睛症狀更明顯，患者常因為這些症狀被送到內科急診，而被當作高血壓或中風來治療，忽略了真正的發病原因。

急性青光眼一般好發於隅角閉鎖性青光眼的患者。正常人的隅角夾角，角度約是向上45度，而隅角閉鎖型的患者，隅角夾角的角度往往小於20度，有些甚至小於10度。如果患者在某些特定情況下瞳孔放大，使隅角的夾角角度變得更小，房水無法排出，眼壓瞬間飆高，就會誘發急性青光眼。

那麼，什麼情況下瞳孔容易放大呢？舉例來說，情緒興奮時瞳孔會放大，曾經有一個案在生日當天，因為過於高興而發生急性青光眼；處在暗室時瞳孔也會放大，例如在電影院內，或是在暗處滑手機時；也有病人吃了感冒藥後，急性青光眼發作，因為部分感冒藥含有副交感阻斷劑，也會使瞳孔放大。

好發族群

如上所述，隅角閉鎖性青光眼患者是急性青光眼的高風險族群，臨床統計發現，這些患者的特性是身高較矮小、有100度～400度不等的遠視，年齡大於55歲以上，而且女性發作的機會比較高。

預防

　　對於高危險群青光眼患者，眼科醫師建議以雷射做預防性處置，避免急性青光眼發作，因為急性青光眼的後遺症包括白內障、視神經萎縮、瞳孔放大等，對視力都有相當嚴重的傷害。

眼睛
小百科

青光眼的兩種主要類型，各有哪些症狀？

青光眼主要分為隅角開放性及隅角閉鎖性。以急性隅角閉鎖性青光眼的症狀最為明顯，相較之下，慢性隅角閉鎖性和隅角開放性青光眼，在初期幾乎沒有明顯徵兆，在末期才會出現明顯的視力問題。

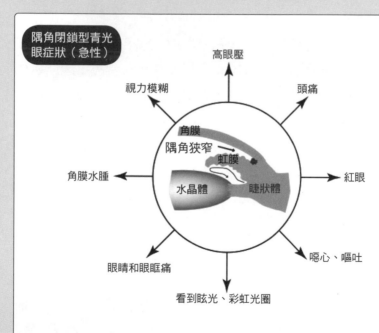

隅角閉鎖型青光眼症狀（急性）

高眼壓
視力模糊
頭痛
角膜
隅角狹窄
虹膜
角膜水腫
水晶體
睫狀體
紅眼
眼睛和眼眶痛
看到眩光、彩虹光圈
噁心、嘔吐

正確治療

　　急性青光眼發作時，若未馬上就醫，患者的視力會產生永久性傷害。就醫後，眼科醫師會以眼藥或靜脈注射降眼壓藥物，來快速降眼壓。對於症狀極嚴重的病患，可以施做眼睛前房穿刺，把房水引流出來，降低眼球的壓力，

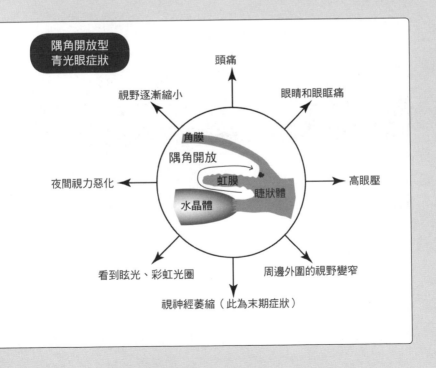

隔角開放型
青光眼症狀

頭痛

眼睛和眼眶痛

視野逐漸縮小

角膜

隔角開放

虹膜

睫狀體

高眼壓

水晶體

夜間視力惡化

看到眩光、彩虹光圈

周邊外圍的視野變窄

視神經萎縮（此為末期症狀）

此時患者視力可以立即恢復三成。

等到患者情況穩定後，可以施做虹膜雷射穿孔手術，將眼睛前房與後房之間的壓力差減小，防止急性青光眼再次發作。

另外，四成以上急性青光眼患者發作後，需要使用降眼壓藥物，後續的追蹤治療也很必要，否則過不了多久便再次發作的機率很高。

文獻統計，急性青光眼患者一眼發作後，另一眼在5年內大約有50％機率也會發作。所以一般來說，對急性青光眼發作的一眼做完雷射後，另一眼也會做預防性雷射，來減低再次發作的機率。

Q11 白內障手術後，為什麼眼壓突然失控飆高？

眼科看診時，偶爾會遇到白內障手術後，眼壓變得非常高的患者，這通常是因為眼內的新生血管增生，造成房水排出受阻，於是眼壓升高。

通常來說，有這個問題的患者，其眼壓浮動十分戲劇化。原本眼壓還能用藥物控制，手術後彷彿變成失控野馬，即使用盡所有辦法，也無法使眼壓下降。因此，病人常會覺得眼睛脹痛、視力大幅降低，有些人甚至伴隨血壓

眼睛
小百科

要穩定眼壓，高風險族群不做4件事

如果你有家族遺傳，或是有眼科相關病史的青光眼高風險族群，下列行
為容易造成眼壓升高，應盡可能避免。

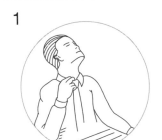

1

造成靜脈回流不佳的行為
領帶打太緊、胸罩穿太緊，或是
搬重物時憋氣出力，都可能造成
眼壓上升。

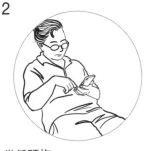

2

當低頭族
維持低頭的動作超過30分鐘，會
讓眼壓升高5～6毫米汞柱，加上
低頭時睫狀肌會比較用力，更容
易造成眼壓上升。

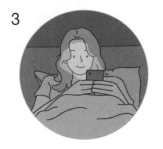

3

關燈看手機
眼睛在暗處時瞳孔會放大，若本
身有隅角閉鎖性青光眼，就容易
造成眼壓上升。

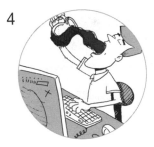

4

過量咖啡因
愛喝濃茶、濃咖啡，或短時間內
大量飲水，可能瞬間造成眼壓升
高。

升高、頭痛欲裂，全身上下都不舒服。這種情況，我們稱
為「新生血管性青光眼」。

　　哪些原因會引起新生血管性青光眼呢？臨床顯示，糖
尿病視網膜病變、缺血性中心網膜靜脈阻塞等，皆會引起
新生血管性青光眼。

成因1：糖尿病視網膜病變

　　糖尿病視網膜病變造成的新生血管性青光眼，特徵和
一般常見的青光眼有所不同。糖尿病視網膜病變主要發生
在微細血管，高血糖情況下，血管因增厚、扭曲而變得狹
窄，造成血管阻塞，使視網膜缺血缺氧，誘發視網膜甚至
是虹膜上生成不正常的新生血管。

　　本來新生血管是用來彌補代償，但這種新生血管的管
壁脆弱、易出血，於是間接造成新生血管性青光眼，尤其
經常在開完白內障手術後，變得十分嚴重。

　　據統計在臨床上，約有1/5的糖尿病患者會產生視網
膜病變，所以血糖的控制非常重要。血糖控制良好的患
者，視網膜病變的進展通常較輕微緩慢，當視網膜沒有缺
血、缺氧，誘發新生血管生成的因素就會減少，形成新生
血管性青光眼的可能性也就降低。

　　正因如此，眼科醫師常要求糖尿病患者先控制好血
糖，才可以考慮進行白內障手術，否則開完刀後，視力不
但沒有進步，甚至比原本更差。

成因2：缺血型中央視網膜靜脈阻塞

　　這個情況與高血壓有關。正常情況下，血液從中央視網膜動脈流入眼內，經過分支視網膜動脈進入微血管，再流經分支視網膜靜脈，最後回流到中央視網膜靜脈離開眼睛。高血壓會使血管壁壓力增大，當逐漸硬化的血管壁壓迫到靜脈，會使靜脈回流發生阻塞，嚴重時造成視網膜大出血和缺氧。

　　如果中央視網膜靜脈阻塞併發黃斑部水腫，會嚴重影響視力，如果併發虹膜新生血管增生，將造成眼壓增高，形成新生血管性青光眼。

正確治療

　　治療新生血管性青光眼可以使用降眼壓藥物，或是青光眼濾過管植入手術。由於新生血管性青光眼的根源往往是視網膜缺氧，所以先用視網膜雷射光凝術去除眼底的新生血管，對控制青光眼也有幫助。

　　近年來，利用青光眼濾過管植入手術來降低眼壓，被證明效果良好。此手術是將指甲大小的濾過管平台放到結膜下，再將一條細細的管子放入前房隅角，引導前房水流至結膜下吸收。

　　青光眼濾過管植入手術的引流和控制眼壓效果，都比單純做小樑網切除術更好，通常會用在較嚴重的青光眼患者身上。然而，手術後濾過管可能產生阻塞，所以要長期

回診追蹤，必要時再次做疏通。

　　由於新生血管性青光眼的預後不佳，眼科醫師通常會在手術前告訴患者及家屬，手術後視力改善的幅度有限，手術目的是以降低眼壓來減少頭痛與眼睛不適為主，而且手術失敗率也會比其他類型的青光眼來得高。

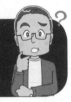

Q12 青光眼引發的慢性頭痛，該如何解決？

　　青光眼有可能在不知不覺中奪走患者的視力，雖然如此，並非所有人都缺少症狀，也有許多青光眼患者在日常生活中，會因為眼壓上升而感覺頭痛、眼眶周圍痛。當患者向眼科醫師提及自己經常頭痛，醫師多會告知患者要好好控制眼壓。

　　美國加州大學的寇曼醫師曾指出，大部分隅角開放性青光眼患者，眼壓是漸進式上升，除非在短時間內突然飆漲，否則患者通常不太會有感覺，也很少出現頭痛症狀，以至於容易被忽略；至於隅角閉鎖性青光眼患者，因為解剖構造的關係眼壓起伏較大，所以容易在傍晚感覺頭痛。

　　亞洲地區隅角閉鎖性青光眼的患者比較多，因此寇曼醫師認為，亞洲的青光眼患者要比歐美患者更常出現慢性頭痛症狀，所以在診斷青光眼時，應詢問患者頭痛相關的

問題。

依據在台灣的臨床經驗，隅角閉鎖性青光眼患者偶爾會出現慢性頭痛，但是急性青光眼發作後，頭痛往往變得更加嚴重。原因在於急性發作後，三叉神經受到刺激，造成眼睛、眼眶周圍、太陽穴周邊以及後頸部疼痛，經治療降低眼壓後，疼痛感雖然好轉，但仍有不少患者一碰到上述部位，就會疼痛不適，生活品質大受影響。

打肉毒桿菌舒緩青光眼頭痛

以往對於這樣的患者，只能給予止痛鎮靜藥物來減緩頭痛，但是常吃止痛藥會對身體造成負擔。近年來，有人用肉毒桿菌治療偏頭痛，眼科醫師也開始用來治療青光眼頭痛，並且發現效果良好。

肉毒桿菌的注射部位

以肉毒桿菌治療青光眼頭痛的方式，不太會有副作用，只是要避開提眼瞼肌，否則會引發眼瞼下垂。適當的注射部位如下圖。

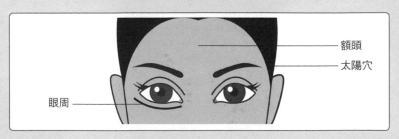

肉毒桿菌的應用在眼科已有悠久歷史，1989年起被核准用來治療斜視以及眼瞼痙攣，其原理是阻斷神經肌肉傳導，形成肌肉麻痺，所以對眼部肌肉不正常收縮引起的眼瞼痙攣非常有效。

三總眼科分析，以肉毒桿菌治療急性青光眼發作後的慢性頭痛，85％患者在治療後的半小時，頭痛、太陽穴周邊疼痛等症狀皆獲得改善，且效果可以維持3個月之久，大幅改善患者的生活品質，不用再受急性青光眼發作造成的睡眠不良、慢性頭痛所苦。

雖然我們對肉毒桿菌減少疼痛的機制仍不完全明白，但在某些病患身上確實值得推廣。不過，目前台灣尚未將這個治療方式納入健保，患者將依肉毒桿菌的實際注射單位量自費使用。

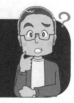

Q13 吃中藥、做運動，青光眼的另類療法有效嗎？

青光眼讓人聞之色變，因為一提到它，很多人會聯想到失明。事實上，許多因為青光眼導致失明的患者，如果能在早期發現，都有機會延緩惡化，避免失明結果。

想要延緩青光眼的惡化，可以從兩個面向著手：視神經的保護因子與破壞因子。

　　首先，在破壞因子方面，雖然高眼壓不等於就是青光眼，但確實是青光眼的主要危險因子，目前臨床上對青光眼的治療，首要之務就是降眼壓。理論上，降眼壓可以解除青光眼對視神經的破壞，當眼壓降低，視神經的破壞因子就能去除一個。

　　接下來考慮增加保護因子，也就是保護視神經，這樣一來，除了減少視神經損傷，還能讓受損的神經有機會修復，促進神經系統重新整合。理論上，增加保護因子的方法包括：擴張視網膜微血管、增加眼部血流循環、清除過氧化物，以及抑制血小板活化因子等。

另類輔助療法不一定持續有效

　　除了上述方法，青光眼的另類輔助療法也是以增加視網膜的保護因子為目的，根據門診經驗，有將近一半的青光眼患者曾經使用另類輔助療法。這可能是因為許多患者接受治療後，覺得視覺功能沒有進步，感到十分挫折；也有部分原因是病人對現有的治療不滿意，或無法忍受藥物引起的副作用。

　　青光眼對眼睛的傷害會持續進行，另類輔助療法中的針灸、高壓氧、氣功、中藥等，這些方法在特定的情境時刻也許有效果，但是大部分都無法提供持續性的保護，因此在臨床上，較被肯定也較可行的另類輔助療法只有適度有氧運動、均衡飲食，以及抗氧化物的使用。

有氧運動能降低眼壓

持續做有氧運動可以降低眼壓，而且運動越激烈，眼壓會在越短的時間內下降，下降幅度也越大。然而，眼壓會在運動之後約1個小時，恢復到運動之前，因此就算每天都運動，效益看起來也很有限。

不過，也有研究找來不常運動的疑似青光眼患者，接受3個月有氧運動訓練，並在每次訓練結束後測量眼壓。結果發現，受試者的眼壓平均下降了20%，而且在停止訓練後3個星期，才恢復到原先的眼壓。

由此可見，雖然運動之後1小時就會恢復原本的眼壓，但是長期累積下來，基礎眼壓會慢慢降低。所以醫師經常鼓勵青光眼病患多運動，一方面降低眼壓，一方面促進身體健康。此外研究也發現，在睡前半小時騎健身腳踏車運動，對於降低睡眠時的眼壓起伏相當有幫助。

抗氧化物提供神經保護

氧化物過剩會傷害人體組織，這種現象也被視為青光眼視神經病變的原因之一。理論上，多攝取富含抗氧化成分的食物和營養素，對青光眼相當有益，包括：

●具有抗氧化功能的食物：銀杏、綠茶、紅酒、黑巧克力、覆盆莓和葉黃素等。

● 具抗氧化功能的維生素：維生素A、C、E和B12、B3。
● 對眼睛特別重要的礦物質：鎂、鋅、硒和銅。

　　如同運動，飲食對疾病的效果也很難評估，因為牽涉到每一次攝取的量、是否合併其他食物加強、是否減少特定食物，以及個體吸收能力等。

　　國外均衡飲食衍生出來的研究也顯示，大量使用混合維生素、抗凝血因子與抗氧化因子的脈動療法，可以增進某些青光眼患者的視覺功能。因此，雖然沒有研究支持特定食物對青光眼有助益，只要是對全身健康有益的飲食習慣，對青光眼都有好處。

降眼壓藥證實有效

　　美國食品藥物管理局至今沒有為只用另類輔助治療做背書，因為捨棄證明有效的傳統治療藥物，可能為患者帶來無法估計的風險。

　　因此，青光眼患者在確診之後，首要治療策略就是以**藥物**或眼藥水降低眼壓，解除高眼壓對視神經的壓迫。同時，患者要做好心理建設，了解眼藥水將成為日後生活的一部分。

　　當眼壓穩定了，再配合另類輔助療法，包括運動、抗氧化物的使用等，來幫助保護視神經，才是對青光眼患者最有幫助的解方。

眼睛
小百科

運動降眼壓，須知4件事

運動為人體健康帶來各種好處，降低眼壓也是其中之一，所以對青光眼患者來說，坐不如站、站不如行。不過要注意，運動如果選錯種類，反而會有提高眼壓的危險。

1 有氧運動才有降眼壓效果

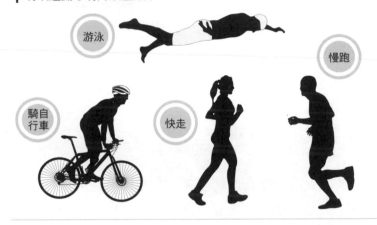

游泳　慢跑　騎自行車　快走

2 過度激烈、會使心跳數上升幅度過大的運動不能做，可能提高眼壓

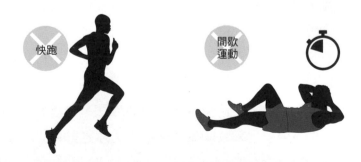

快跑　間歇運動

3 需要閉氣出力的運動不能做，會使眼壓升高

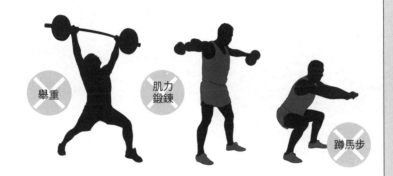

4 運動完補水要緩慢，快速大量喝水也會使眼壓升高

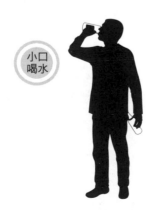

學會護眼，醫師教你遠離視力的傷害

大量仰賴3C且快速高壓的現代生活，導致過度用眼引發的眼疾不斷增多。要如何躲過這場視力災難呢？趁著眼睛還健康，要從營養和生活習慣預防老化；若已經患有眼疾，要配合醫囑用藥並定期回診，才能讓雙眼繼續陪我們一輩子。

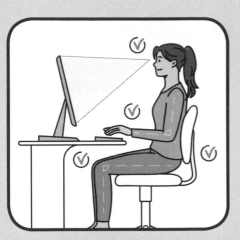

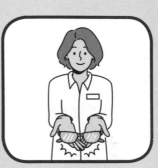

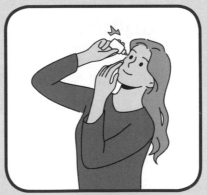

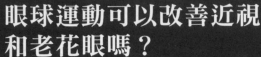

Q1 眼球運動可以改善近視和老花眼嗎？

　　在數位時代，不光是大人天天用手機看新聞、上社群網站，許多家長也很依賴3C育兒法，來快速安撫吵鬧的小孩。我們很難阻止3C產品入侵生活，也就更難免於近視、老花眼的命運。不過，據說只要每天做眼球運動，就能改善近視、逆轉老花，甚至還發展出雪花圖、視力鍛鍊3D立體圖⋯⋯等各式各樣的訓練方式。

　　動動眼睛、轉轉眼球就能挽救視力，真的有那麼厲害嗎？事實上，護眼操並非真有神奇功效，美國眼科學會在2004年的報告中表示，沒有證據證明眼球運動可以預防或控制近視。

　　2005年眼科權威期刊《小兒眼科斜視雜誌》內有一篇研究表示，眼球運動只能稍稍改善「立體感缺乏」和「會聚不足」兩項問題，對改善近視並無效果。另外，3D立體圖原是用來檢查立體視覺，看太多只會讓眼睛覺得疲累而已。

　　近視的成因是眼軸過長，老花的成因是水晶體退化變硬，眼球運動既無法改變眼軸，也無法讓水晶體恢復柔軟度，所以並不能改善這些眼部疾病。事實上，眼球運動最多只能幫助睫狀肌稍微放鬆，並沒有改善視力或治療特殊眼疾的功能。

閉目養神就能放鬆眼周肌肉

　　小孩子出現假性近視、成年人開始有老花症狀，都是因為長時間近距離用眼，使睫狀肌始終對焦在固定位置，變得緊張僵硬，導致眼睛的對焦功能下降。想要放鬆睫狀肌，其實不需要特定型態的眼球運動，只要每隔30分鐘讓眼睛休息一下，閉目養神或是眺望遠方的景物，就能讓眼周肌肉放鬆。

　　在看遠方時，不要只是水平直視，可以看上看下、轉轉眼球，按個人習慣自創一套護眼操，對於放鬆睫狀肌更

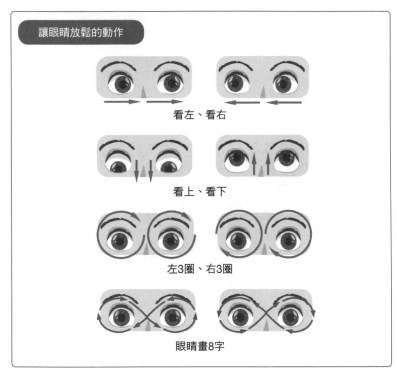

讓眼睛放鬆的動作

看左、看右

看上、看下

左3圈、右3圈

眼睛畫8字

有幫助。

　　要注意的是，眼球運動的目的是幫助眼睛放鬆，不需要像鍛鍊身體肌肉一樣訓練眼外肌的強度，所以不用做得太多，否則只會增加眼睛的疲勞感。事實上，只要在眼睛疲累的時候，轉頭移開視線、看看遠處，就能緩解用眼過度的不適感。

醫師小叮嚀

護眼操如果做得太劇烈、眼球轉動得太快，會使眼球內部的玻璃體纖維劇烈晃動，有可能扯破視網膜，或導致視網膜剝離。因此，飛蚊症患者最好不要做護眼操，以免視網膜出現裂孔，引發視網膜剝離。

Q2 工作下班後，如何消除眼睛疲勞？

　　眼睛疲勞已經是現代人的普遍通病，隨著用電腦、滑手機、戴隱形眼鏡、熬夜或失眠，血絲慢慢爬上雙眼，一到傍晚就加倍乾澀疲累。想要減緩這種不適感，不妨每天勤做眨眼運動、冷熱敷與按摩，隨手幫眼睛舒壓。

　　首先，眨眼運動相當簡單，以3個步驟為一循環，每

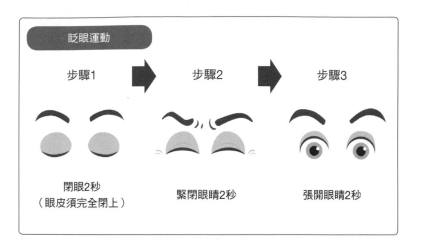

天重複5～10個循環，有助於促進淚液及油脂的分泌，緩解眼睛乾澀感。

冷熱敷消除疲勞或腫脹

　　冷熱敷是利用血管熱脹冷縮的原理。熱敷會使血管擴張，促進血液循環，讓眼周的肌肉放鬆；冷敷會使血管收縮，抑制發炎，消除結膜充血。大多數時候，熱敷可以消除工作後的眼睛疲勞，但若下班時發現眼睛變得很紅、感覺刺痛，就反而需要冷敷。

　　在敷眼之前，最好先卸掉眼妝，避免化妝品成分在過程中掉入眼睛。也要先拔除隱形眼鏡，因為沾附於隱形眼鏡的沉澱物，以及角膜變色片上的染料，有可能與淚水產生化學反應，導致結膜發炎紅腫。

　　除了用濕毛巾敷眼，市售乾式熱敷眼罩也是不錯的選

擇，因為有恆溫功能，還可以避免毛巾因水氣、清潔不當而滋生細菌，增加眼睛感染的風險。要注意的是，如果眼睛已有發炎、感染症狀，例如結膜炎、眼瞼炎、針眼等，應等到痊癒之後再熱敷，以免加重發炎反應。

冷熱敷的方法

	熱敷	冷敷
🌡️°C 溫度	攝氏50～60度的濕毛巾，或攝氏40～45度的乾敷眼罩	攝氏20度以下，或把濕毛巾放在冰箱幾分鐘即可
⏱️ 時間	每次10分鐘	5～10分鐘
適用症狀	眼周肌肉緊繃、眼部疲勞、乾眼症狀	眼睛紅、腫、癢、痛
注意事項	溫度應在個人可承受的範圍內	若使用冰敷袋，要用毛巾包覆，以免凍傷

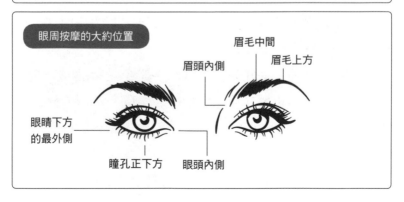

眼周按摩的大約位置

眉毛中間
眉頭內側
眉毛上方
眼睛下方的最外側
瞳孔正下方
眼頭內側

按摩眼周讓肌肉放鬆

按摩也是眼睛保健的常見方式，能幫助肌肉放鬆、促進循環，減輕眼睛的緊繃感。眼眶周邊的眼輪匝肌有6個穴道，大約在眉毛的前端、中端、尾端，以及眼睛下方的外側、中側、內側（見第150頁圖）。

按摩的時候要適當控制力道，用指腹以壓中帶揉的方式刺激穴道2～3秒，而且按摩的位置應該是眼周，而不是脆弱的眼球。按壓眼周一圈後，可以搓熱雙手手掌，將掌心覆蓋在眼睛上稍作停留。

眼睛
小百科

遵守343護眼原則

白內障、乾眼症、黃斑部病變都和過度用眼有關，想避免持續用眼造成眼睛疲勞，平時應執行「343原則」，定時讓雙眼休息。

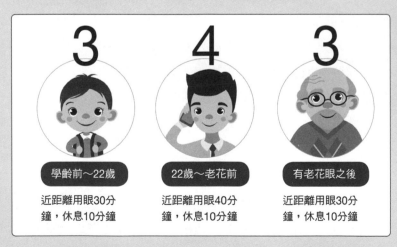

3	4	3
學齡前～22歲	22歲～老花前	有老花眼之後
近距離用眼30分鐘，休息10分鐘	近距離用眼40分鐘，休息10分鐘	近距離用眼30分鐘，休息10分鐘

要提醒的是，不論眨眼運動、冷熱敷或按摩，都只是眼睛疲勞時的暫時性急救手段，如果不適症狀久未改善，還是要找眼科醫師做檢查與診斷。

Q3 眼睛不舒服時，可以用人工淚液或眼藥水？

臨床上時常接到視力模糊，以為自己快要瞎掉的病人求助，結果經常只是眼睛太乾所致。然而，許多病人聽說人工淚液點太多，眼睛反而會更乾，所以不敢頻繁使用。其實，只要選對人工淚液，就不用擔心這個問題。

我們知道，淚液由內而外可以分為油脂層、水相層和黏液層。這3層只要有一層分泌不足或分布不均勻，就會引起不同程度的乾眼症狀，使眼睛表面缺水而視力不清。

早期醫界以為，只要補充水液就能改善乾眼症，所以人工淚液的成分都以水液為主。但是，後來又發現乾眼症患者有八成是缺乏油脂，光是補充水並不夠，因為水分很快就會蒸發，眼睛馬上又覺得乾澀。於是，有些新的人工淚液含有脂質，能幫助鎖住眼中水分。

至於要使用哪一種人工淚液，就須請眼科醫師檢查確認。一般而言，若是有免疫疾病如紅斑性狼瘡所造成的乾眼症，以缺水為主，補充一般的人工淚液就可以。若是有

酒糟鼻或慢性眼瞼板發炎，就容易缺油，應該補充含有脂質的人工淚液。

不管是哪一型的乾眼問題，只要眼睛不舒服就可以點人工淚液舒緩，不必怕點太多，但是要優先選擇不含防腐劑的人工淚液，減少防腐劑對眼表的過度刺激。點用時，要小心勿讓瓶口接觸手或眼睛，且應在開封後的1個月內使用完畢，如果是不含防腐劑單支裝的人工淚液，則應於打開後24小時內使用完畢。

不要亂點眼藥水

除了人工淚液，很多人會自行購買眼藥水來舒緩眼睛疲勞。不同於人工淚液，眼藥水大多屬於第二類醫藥品，並非保養品，所以只能偶爾為之。雖然適時補充含有維生素B12的眼藥水，有滋潤眼睛、維護角膜健康的效果，仍不建議一有眼睛問題，就自行點用眼藥水。

以多年前流行一時的「小花眼藥水」為例，點完後發紅的眼睛馬上變得清澈明亮，是因為內含結膜血管收縮劑及類固醇成分。眼睛紅可能是角膜或結膜發炎所引起，類固醇能抑制發炎，但是治標不治本，且容易延誤治療感染的時機，造成角膜潰瘍、破洞。

太頻繁使用含有類固醇成分的眼藥水，會過度刺激眼睛，像是出現化學過敏反應，讓眼睛更紅、更癢，甚至是微血管出血。更危險的是，類固醇會使眼壓升高，誘發青

光眼，導致視神經傷害，或是造成水晶體混濁，引發白內障，對視力影響極大。

　　總而言之，眼睛疲勞酸澀的時候，可以用人工淚液減緩乾眼問題，但若長期持續不舒服，就應到眼科就診，不能依賴市售眼藥水。

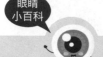

不同成分的眼藥水與功效

市售眼藥水種類很多，購買前應了解功能與保存方法，也可以先詢問眼科醫師，才能針對需求選到適用的眼藥水。

成分	功效	注意事項
含B群成分（如維生素B6、B12）	有助於舒緩睫狀肌的緊繃感，適合長時間用眼族群	須存放在不透明的袋子內，不能曬到陽光
含維生素A成分	可修復角膜上皮，適合有乾眼症狀者	
含血管收縮劑	可減緩眼睛乾燥、出現血絲的問題，適合隱形眼鏡族	注意是否產生視力模糊等不良反應
含抗發炎成分（如結膜血管收縮劑、類固醇）	消炎，消除眼白血絲	可能造成眼壓升高或白內障，應在醫師處方下使用

Q4 為什麼要吃葉黃素？吃越多越好嗎？

近年興起補充葉黃素保健食品的風潮，它真的有那麼好嗎？答案是肯定的。葉黃素是一種天然的黃色色素，可以吸收紫光和藍光能量，避免光線對視網膜造成危害，它的抗氧化力也能保護眼睛細胞免受自由基傷害，幫助預防黃斑部退化及病變。

眼睛的視網膜黃斑部周圍原本就有葉黃素，但是會隨著年齡逐漸減少，而且無法由人體自行合成。所以，想要獲得葉黃素，就只能從飲食或保健品當中獲取。日常飲食中富含葉黃素的食物如第156頁圖所示。

由於葉黃素屬於脂溶性維生素，在烹煮時建議用油拌炒，或是打成蔬菜泥，喜歡吃生菜的人可以搭配含脂肪的食物（如：培根、雞蛋、橄欖油）一起吃，讓身體更容易吸收。

葉黃素保健食品怎麼吃？

含有葉黃素的食材很容易取得，但如果不喜歡吃蔬菜，或是怕麻煩、工作忙的外食族，也可以考慮從保健食品補充。

市售添加葉黃素的保健食品有兩種類型：脂化型與游

離型，差別在於脂化型必須搭配油脂或在飯後吃，游離型
比較容易被人體吸收，空腹吃也可以。不過，許多游離型
葉黃素的產品會添加花青素、維生素A、礦物質等副原
料，所以還是建議飯後服用為佳。

　　要注意的是，葉黃素並不是吃越多越有效，台灣FDA
建議每日攝取量不應超過30毫克（mg），過量的葉黃素
會讓皮膚變黃，也會造成肝臟負擔。

　　此外，葉黃素並不是吃了就會馬上見效，需要服用一

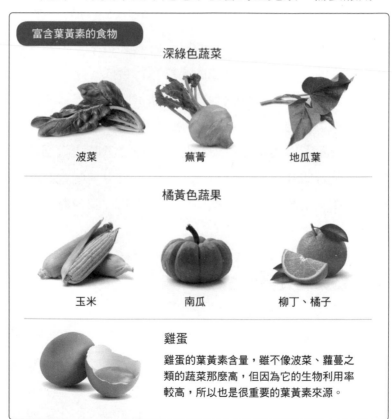

富含葉黃素的食物

深綠色蔬菜

波菜　　　　　蕪菁　　　　　地瓜葉

橘黃色蔬果

玉米　　　　　南瓜　　　　　柳丁、橘子

雞蛋

雞蛋的葉黃素含量，雖不像波菜、蘿蔓之
類的蔬菜那麼高，但因為它的生物利用率
較高，所以也是很重要的葉黃素來源。

段時間（3～6個月），每天穩定攝取6～12毫克，體內濃度才會達到保護黃斑部的功效。

醫師小叮嚀

經常和葉黃素一起被提及的「玉米黃素」，也是黃斑部的好朋友，兩者堪稱人體內的太陽眼鏡，都能保護眼睛免受氧化及藍光的傷害。多數富含葉黃素的食物，也同樣含有玉米黃素，如果是從保健品補充，建議要兩種一起搭配服用，比例上以5葉黃素：1玉米黃素最為合適。

Q5 吃魚眼補眼睛？護眼食材吃這些才有效

葉黃素可以幫助眼睛抗藍光，對於3C產品重度使用者來說大有好處，然而，葉黃素並非神丹妙藥，想要預防眼睛出毛病，我們還需要其他各種營養素的支援。

說到護眼食材，很多人會先想到胡蘿蔔、魚眼睛，卻甚少人深究箇中原理，也不知道吃了究竟有沒有效。所以，我們要來談談不同眼睛問題缺少的營養素，讓你可以選對、吃對，讓眼睛更健康。

眼睛疲勞：花青素、蝦紅素、DHA

　　工作需要長時間用電腦、閱讀文件的人，時常一下班就感覺眼睛酸，有時還會視線模糊。針對這種情況，花青素可以加強眼部微血管的血液循環，舒緩眼睛疲勞感；還能夠促進視紫質（構成視網膜感光細胞的一種感光蛋白質，能將視覺訊息快速傳回大腦）再生，改善視覺機能，對夜間視力也有幫助。

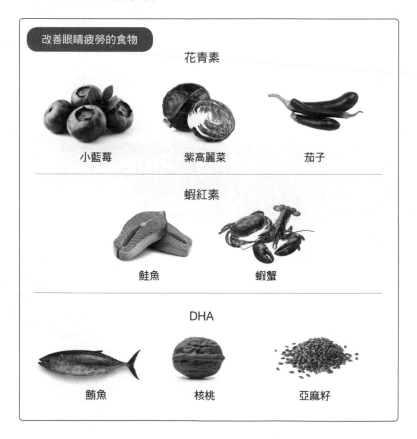

改善眼睛疲勞的食物

花青素

小藍莓　　　　　紫高麗菜　　　　　茄子

蝦紅素

鮭魚　　　　　蝦蟹

DHA

鮪魚　　　　　核桃　　　　　亞麻籽

此外，蝦紅素是抗氧化力極強的營養素，它有鬆弛眼部肌肉的功能，能幫助消除眼部疲勞。還有，DHA是一種Omega-3脂肪酸，它也是構成視網膜感光細胞的重要成分，有助於加強視力敏銳度，預防感光細胞受光線傷害。

以上3種營養素的取得來源如第158頁圖所示。簡單來說，花青素富含於紫色與藍色的蔬果中，蝦紅素富含於魚蝦類，DHA可以從魚類和堅果類補充，坊間流傳「吃魚眼補眼睛」的說法，就是由此而來；然而，真正富含DHA的部位是魚眼窩的脂肪，魚眼則是以膠原蛋白居多。

眼球多血絲：花青素、維生素C

當眼睛的疲勞遲遲未被舒緩，累積了過度壓力，眼球可能會出現血絲或發紅。這時候，花青素一樣是穩定眼部微血管、加速代謝廢物的好幫手。此外還可以補充維生素C，幫助修護細胞、加強微血管的韌性。很多蔬果都含有豐富的維生素C，例如下圖所示。

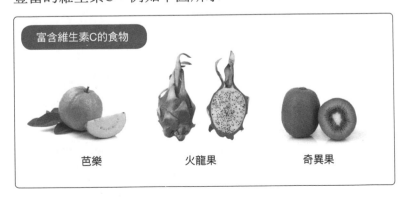

富含維生素C的食物

芭樂　　　　火龍果　　　　奇異果

乾眼症狀：維生素A

　　眼睛乾巴巴是因為淚液出了問題，維生素A不但能幫助眼睛製造淚液，減緩乾眼問題，同時也是視紫質的原料之一，有助於預防夜盲症。

　　維生素A的食物來源有兩類，一是乳製品、魚、肉等動物食物，尤其是肝臟含量特別多；二是綠色蔬菜、橘黃色蔬果，它們裡面的類胡蘿蔔素（如β-胡蘿蔔素）可以在人體中轉換成維生素A。

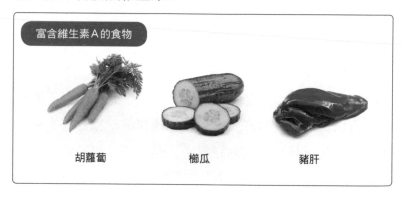

富含維生素A的食物

胡蘿蔔　　　　　櫛瓜　　　　　豬肝

退化性眼疾：DHA、鋅和維生素B群、C、E

　　如果出現老花眼、白內障、青光眼或黃斑部病變的症狀，代表你的眼睛開始老化了。這時候，你需要可以發揮抗氧化作用的營養素，包括：DHA、鋅、維生素C和E。此外，維生素B群有助於維護神經系統的健康，能夠保護視神經，預防或延緩青光眼的發生。

　　富含鋅的食物包括甲殼類海鮮、紅肉以及堅果種子類。富含維生素E的食物主要是植物油類、堅果豆類，還有經常被當作水果的酪梨，因為油脂含量高，也是很好的維生素E來源。最後，維生素B群多存在蛋豆魚肉類的食物當中，也可以從堅果、麥片類攝取。

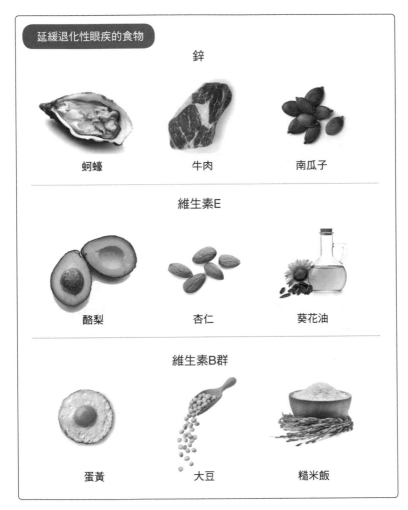

延緩退化性眼疾的食物

鋅

| 蚵蠣 | 牛肉 | 南瓜子 |

維生素E

| 酪梨 | 杏仁 | 葵花油 |

維生素B群

| 蛋黃 | 大豆 | 糙米飯 |

Q6 抗藍光眼鏡真的可以護眼嗎？

　　太陽光包含紅、橙、黃、綠、藍、靛、紫7種光線，其中，波長小於400奈米的紫外線，雖然肉眼感受不到，卻會對眼睛造成最大的傷害。其次則是可見光之中能量最高的藍光，波長約400～500奈米（光的波長越短，能量就越高）。

　　藍光和紫外線一樣，一直存在自然界中，而且是光的三原色之一，如果沒有藍光，我們所見的世界就會像舊照片一樣泛黃失真。但是，不同於紫外線照到眼睛後，有一部分會被角膜反射，藍光可以直接穿透角膜、水晶體，直射視網膜黃斑部。

　　事實上，對處在正常環境的一般人來說，藍光通常不會造成傷害，但是對患有白內障、黃斑部病變的長輩，以及眼睛仍在發育階段的幼童來說，過度且長時間接觸藍光就會有風險，可能引發視網膜色素細胞凋亡、黃斑部病變等眼部疾病。

挑選經國家檢驗認證的抗藍光產品

　　除了自然光源，3C產品的液晶螢幕也大量使用藍光作為背光源，好讓畫面更加鮮豔。所以，想要降低藍光進

入眼睛的量，減少藍光傷害，最好的方法就是做好防曬工
作，並在生活中使用抗藍光的防護品，例如抗藍光的螢幕
保護貼和抗藍光眼鏡。

　　抗藍光眼鏡有染色式鏡片和鍍膜式鏡片兩種，染色式
是用染劑改變鏡片的顏色，依顏色深淺有不同的遮光率，
最高藍光阻絕率可達60％～70％，但若鏡片顏色太深，有
可能影響視線。

　　鍍膜式是在鏡片上塗一層反射光膜，將部分藍光過濾
掉，遮光率只有10％～20％，雖然效果較差，但鏡片看起

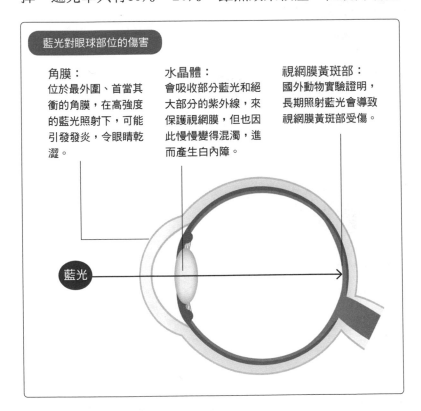

藍光對眼球部位的傷害

角膜：
位於最外圍、首當其
衝的角膜，在高強度
的藍光照射下，可能
引發發炎，令眼睛乾
澀。

水晶體：
會吸收部分藍光和絕
大部分的紫外線，來
保護視網膜，但也因
此慢慢變得混濁，進
而產生白內障。

視網膜黃斑部：
國外動物實驗證明，
長期照射藍光會導致
視網膜黃斑部受傷。

藍光

正確使用3C產品的方法

若要探討藍光對眼睛的傷害程度，須考慮個人體質、使用時間、光源強度、與光源的距離等因素。當螢幕顏色越亮越鮮豔、使用時間越長，傷害就越大，所以在使用3C產品時，必須注意使用時間，並保持正確的姿勢與距離，才能把傷害降到最低。

手機、平板、電子書

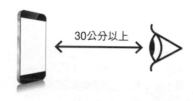

30公分以上

正確姿勢
應以手持或使用支架，不要平放在桌子上低頭使用。

筆記型電腦

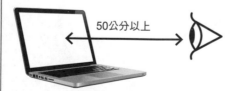

50公分以上

正確姿勢
盡量放在桌子上使用，不要放在膝蓋上。姿勢與桌上型電腦相同。

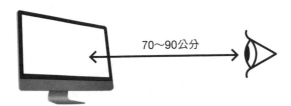

桌上型電腦

70～90公分

正確姿勢

視線與螢幕頂端平行

頭部端正，兩肩放鬆

椅背向後傾斜約100～110度

雙腳平放地面

椅子前緣與膝蓋距離至少5公分

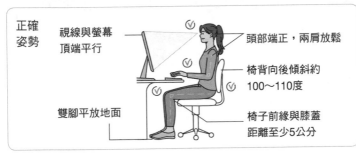

LED液晶電視

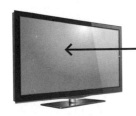

螢幕對角線的2.5倍，40吋以上電視應距離3公尺以上

正確姿勢
應採用正常坐姿，避免躺著看電視。

來仍是透明的，不會影響視線。

多數抗藍光鏡片也能防紫外線，可說是一舉兩得。選購抗藍光眼鏡時，建議挑選經過抗藍光鏡片檢驗的商品，國內的認證機構包括：工研院、SGS、Intertek以及CNS標檢局等。

至於市面上常見的手機、電腦螢幕保護貼，雖然也有抗藍光效果，但是貼膜後螢幕亮度會降低，反而讓眼睛看得更吃力、更容易疲勞，建議還是減少觀看螢幕的時間，更能有效保護眼睛。

事實上，想要保護眼睛遠離藍光傷害，最實際的做法還是避免長時間、近距離看手機或3C產品螢幕，尤其忌諱在黑暗中滑手機，因為瞳孔在黑暗中會放大，眼睛因而承受更多光害。

 醫師小叮嚀

許多家長為了保護孩童視力，會幫小朋友選購LED護眼檯燈，它強調的護眼功能在於低眩光（減少閱讀時的反光效果）、不閃爍（LED燈採直流電，沒有傳統燈泡的閃爍問題），但是藍光問題呢？

一般認為，LED燈的發光光源雖屬藍光，但因為使用時並非直視LED燈源，因此不用太過擔心。不過仍建議選購時，挑選通過CNS標檢局「光生物安全性」測試的護眼檯燈，或是自行換上檢驗合格的LED燈泡。

Q7 ｜ 眼藥水、眼藥膏，如何使用最能發揮藥效？

　　許多人點眼藥水的時候，發現無論擠出多少，總是會有多餘的藥水從眼睛溢出來，因而懷疑：「是不是要補點一次才有效？」其實，眼藥水在設計上，一滴的劑量大概是眼睛表面容量的5～10倍，所以有多餘的藥水流出來是正常情形。只要藥水有進入眼睛，就能達到功效，並不需要補點。

　　無論是哪種眼藥水，除非醫囑指示，否則只要點一滴就足夠，多點的只會流到眼睛外面，還可能刺激眼睛，造成反射性流淚。而且，若是需要長期使用的藥劑，每次都多點一滴，眼藥水可能在回診之前提早用完，反而不利病情控制。

注意點藥順序和藥品保存期限

　　想要發揮眼藥的最佳藥效，除了按照醫囑指示的頻率、劑量使用之外，若需要使用兩種以上藥品，點藥的順序應為水性、懸浮液、膠狀，最後才是藥膏。並且，每種藥品之間都應間隔5～10分鐘，以免後面使用的藥劑被淚水稀釋掉。

　　另外，有些藥水的成分會影響隱形眼鏡材質，所以無

論是眼藥水或眼藥膏，都建議在沒有配戴隱形眼鏡的狀況下使用，並且在點完藥水半個小時後，再戴上隱形眼鏡，以免影響藥物吸收與隱形眼鏡壽命。

多數眼藥為了方便保存、避免成分變質，都會添加防

點眼藥水的正確步驟

你知道嗎？眼藥水不是點在眼球上，而是要滴在眼白與眼瞼之間的「結膜囊」裡面。還有其他注意事項，做對了才能讓藥物發揮最佳功效。

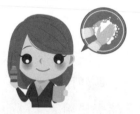

步驟1
洗淨雙手後，確認藥品為每日點1次、2次或3次。

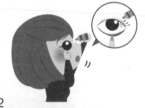

步驟2
平躺或頭向後仰，以食指拉下眼皮，另一手拿藥水點在「下眼瞼凹處」。輕輕閉眼2分鐘，不要用力眨眼。

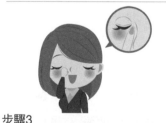

步驟3
可以用拇指和食指壓住眼頭約1分鐘，擋住鼻淚管通道。這可以延長藥水停留眼內的時間，減少流入鼻腔，降低經黏膜吸收而引起的副作用。

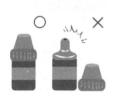

步驟4
點完藥水後，將蓋子關緊，並存放到陰涼避光處。不需要放冰箱，以免藥水變質。

腐劑。這些藥劑中的防腐劑在每次一滴、適當用量的前提下，並不會傷害眼睛，但若不遵循醫囑、頻繁點用，有可能對眼睛造成負擔。

如果患者對眼藥裡面的防腐劑有疑慮，可以自費請眼科醫師開立不含防腐劑的藥品。要注意的是，無論有沒有添加防腐劑，眼藥開封後都建議在1個月之內使用完畢，至於未拆封的眼藥，則要注意保存期限，並存放於陰涼避光處，避免高溫、日光直射或潮濕的環境，以免成分發生變質。

Q 8 做了眼睛手術後，該如何照護和保養？

眼球很小而且結構複雜，一般人的眼球尺寸大約跟大拇指一樣大，前後徑約為2.7公分，重量約7克。一想到要在這麼小的地方動手術，不免令人感到擔憂。

事實上，不論是在身體的哪一個部位，進行哪一種手術，都需要醫病互相配合，才能提高成功機率。醫師在術前要評估患者的病程進展、健康狀況，妥善溝通手術細節；在術中要全力挽救眼睛功能。至於在術後，就要靠患者配合做好傷口照護，以利盡早癒合。

具體上，患者應該做什麼配合呢？以眼科最常見的白

內障、青光眼和視網膜手術來說，它們的術後保養原則有些不一樣，分別說明如下。

白內障手術

睡覺時應避免朝眼睛開刀的那一邊側躺，平時要放慢動作，盡量不要碰觸眼睛，或準備一副護目鏡，避免不自覺揉眼或遭到意外碰撞。有些患者短期內會出現畏光情形，可以配戴抗UV太陽眼鏡，避免日光造成眼睛不適。白內障手術後，視力會隨著時間慢慢恢復，年長患者可能需要較久的時間。

青光眼手術

術後應盡可能平躺入睡，為確保房水流出的通道暢通，可在醫師建議下適時按摩來減少傷口沾黏，方法是洗淨雙手後，將手指放在上眼皮、眼睛往下看，接著輕輕對眼球施壓，每次20～30下，每天4次。青光眼手術後，視力恢復的情況因人而異，端看視神經萎縮的嚴重程度。

視網膜手術

若因病情需要在眼睛內灌注氣體，術後須採用俯臥或側臥睡姿，讓眼內空氣浮升抵住視網膜的裂孔，幫助網膜黏合。這需要持續10～14天，直到眼睛前方的黑影漸漸消失，表示空氣被吸收完畢。俯臥時可能造成胸部或腹部不舒服，建議利用趴枕或軟墊協助減輕不適。

眼睛
小百科

眼睛手術的共通照護守則

除了特定眼部手術的注意事項，還有一些共通的術後照顧原則，需要每位患者配合執行。

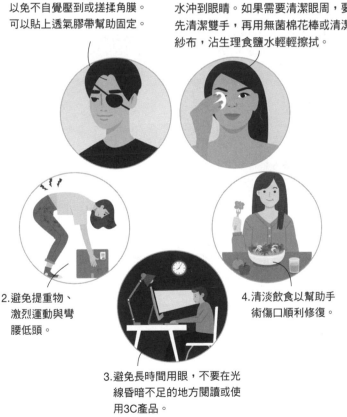

1. 睡覺時戴上鐵眼罩保護患眼，以免不自覺壓到或搓揉角膜。可以貼上透氣膠帶幫助固定。

5. 避免患眼碰水。洗頭、洗澡時，勿將水沖到眼睛。如果需要清潔眼周，要先清潔雙手，再用無菌棉花棒或清潔紗布，沾生理食鹽水輕輕擦拭。

2. 避免提重物、激烈運動與彎腰低頭。

4. 清淡飲食以幫助手術傷口順利修復。

3. 避免長時間用眼，不要在光線昏暗不足的地方閱讀或使用3C產品。

171

國家圖書館出版品預行編目 (CIP) 資料

眼科聖手解說50種眼球生病恢復法：適用0到100歲，給全家人眼疾問題的照護
指南！／呂大文著
--初版. --新北市：大樂文化有限公司，2022.11
176面；14.8×21公分--（優渥叢書 Health；011）

ISBN：978-626-7148-25-9（平裝）
1.眼科　2.眼部疾病　3.視力保健
416.7　　　　　　　　　　　　　　　　　　　　　111017680

Health 011
眼科聖手解說50種眼球生病恢復法
適用0到100歲，給全家人眼疾問題的照護指南！

作　　者／呂大文
封面設計／蔡育涵
內頁排版／蔡育涵
責任編輯／林雅庭
主　　編／皮海屏
發行專員／鄭羽希
財務經理／陳碧蘭
發行經理／高世權、呂和儒
總編輯、總經理／蔡連壽
出 版 者／大樂文化有限公司（優渥誌）
　　　　　地址：220 新北市板橋區文化路一段 268 號 18 樓之 1
　　　　　電話：（02）2258-3656
　　　　　傳真：（02）2258-3660
　　　　　詢問購書相關資訊請洽：（02）2258-3656
　　　　　郵政劃撥帳號／50211045　戶名／大樂文化有限公司

香港發行／豐達出版發行有限公司
地址：香港柴灣永泰道 70 號柴灣工業城 2 期 1805 室
電話：852-2172 6513　傳真：852-2172 4355

法律顧問／第一國際法律事務所余淑杏律師
印　　刷／韋懋實業有限公司

出版日期／2022年11月14日
定　　價／260 元（缺頁或損毀的書，請寄回更換）
I S B N　978-626-7148-25-9

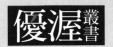

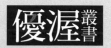